T R A U M T E B A H
A L P H A P L A M U
B E T R A A R T E B
U M A L P L A
H A B E T R T
T E B A H T R A U M
P L A M U A L P H A
A R T E B B E T R A
A H P L A U M A L P
M U A R T H A B E T

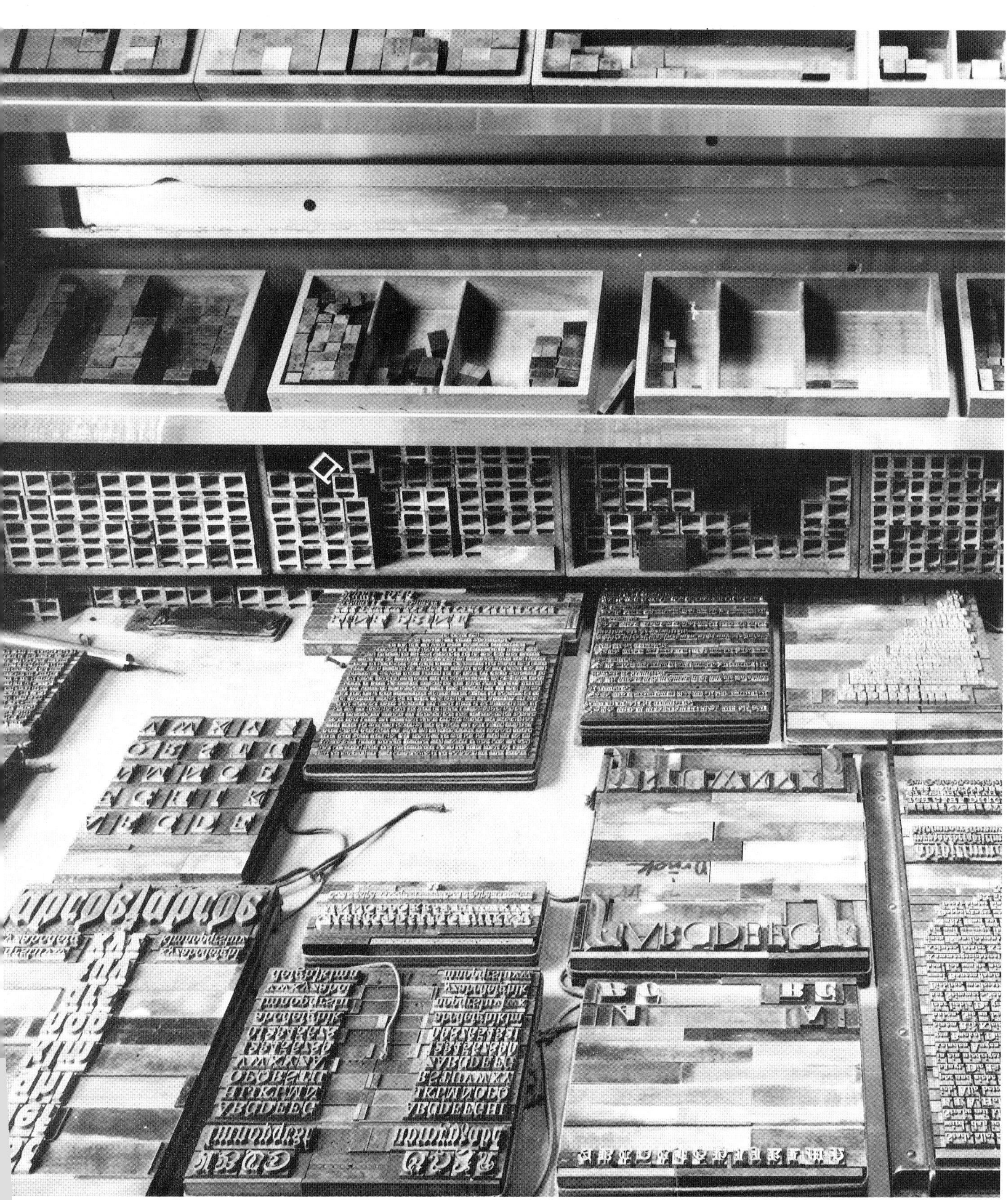

2

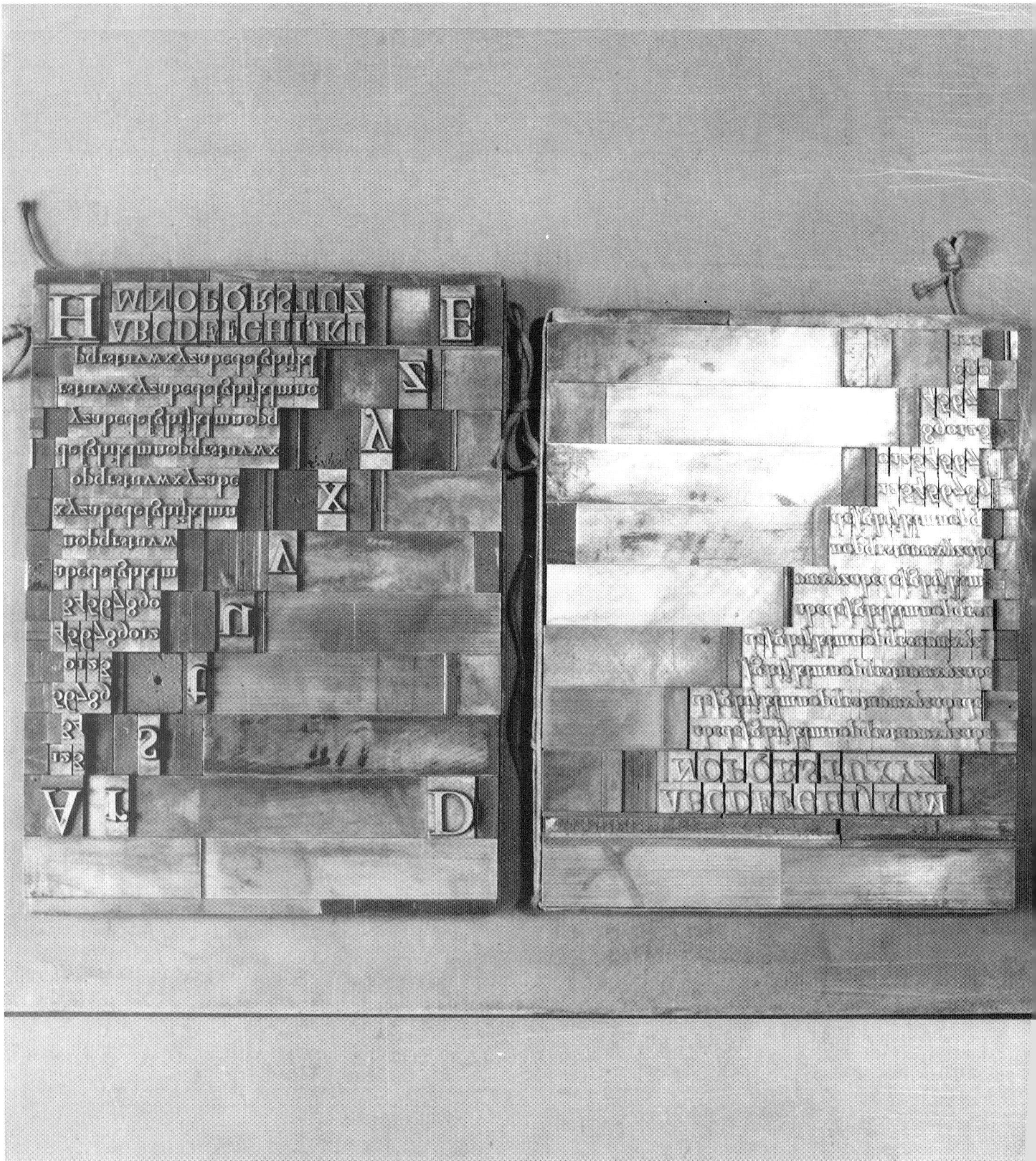

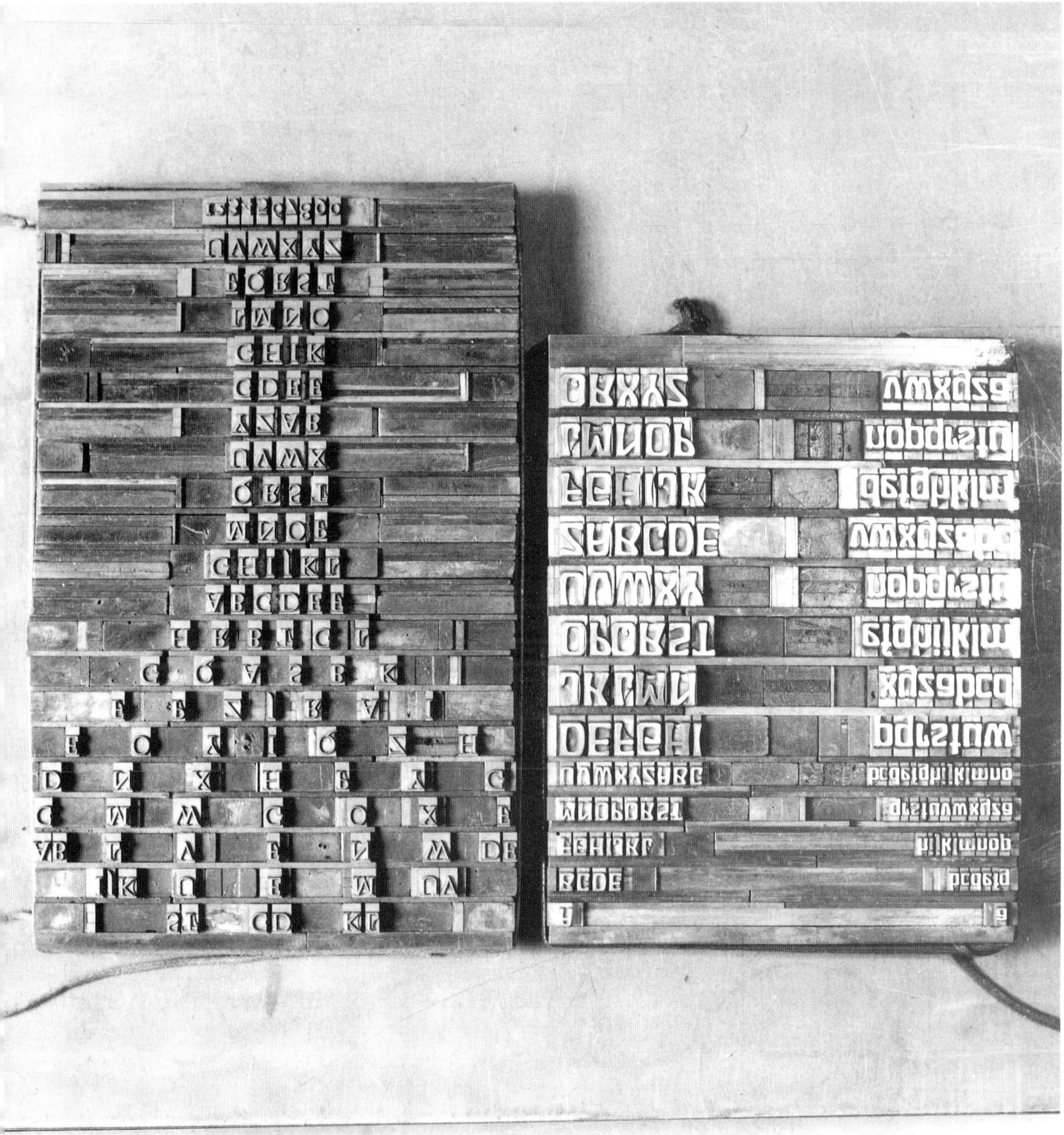

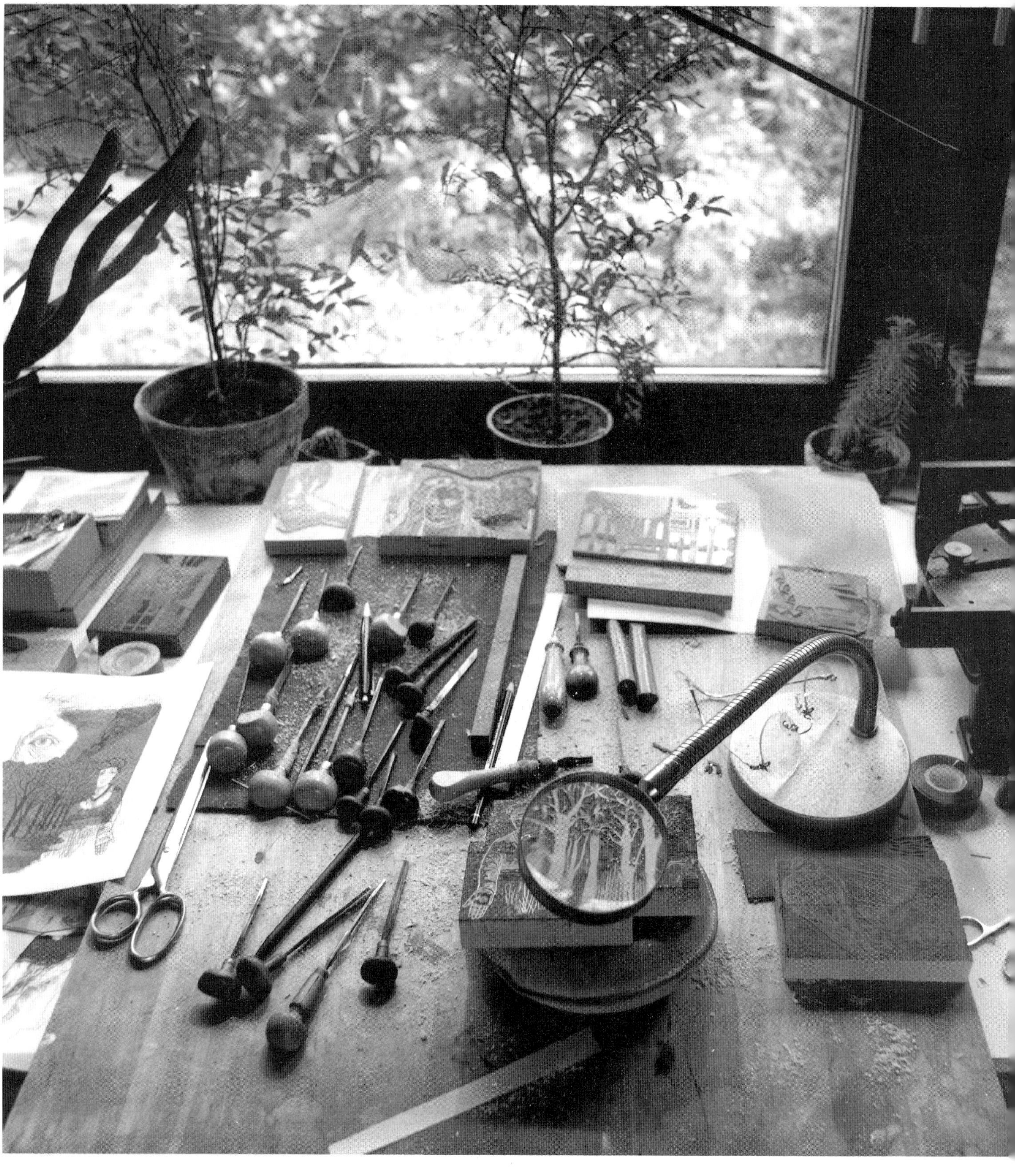

ROSWITHA QUADFLIEG

TRAUMALPHABET

Eine Bibliogenie

Mit 13 Fotos

von Jens Rheinländer

und Wolfgang Franz

ARCHE

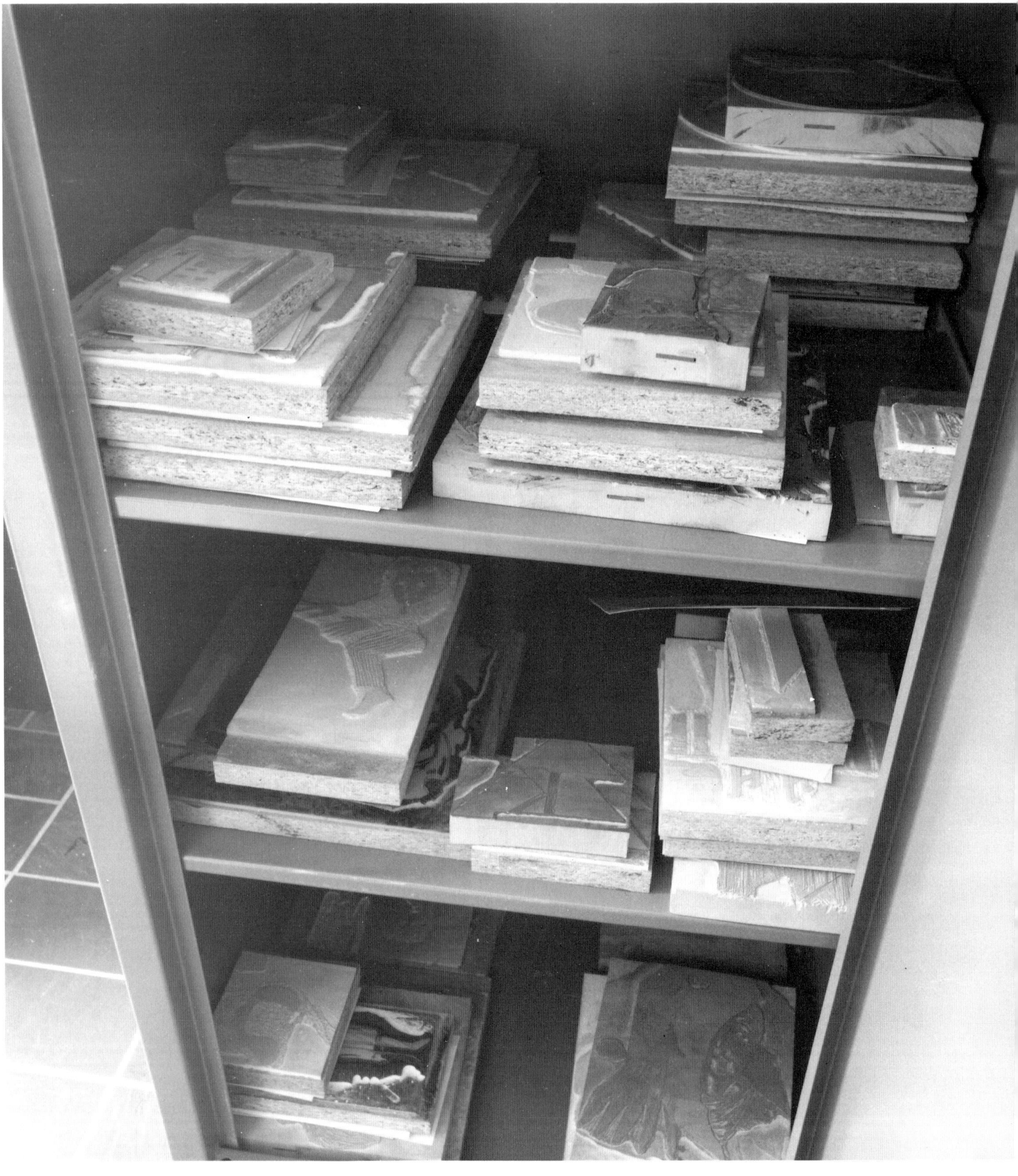

Mich wundert, daß noch niemand eine Bibliogenie geschrieben hat, ein Lehrgedicht, worin die Entstehung nicht sowohl der Bücher, als des Buches beschrieben würde – vom Leinsamen an, bis es endlich auf dem Repositorio ruht. Es könnte gewiß dabey viel Unterhaltendes und zugleich Lehrreiches gesagt werden. Von Entstehung der Lumpen: Verfertigung des Papiers; Entstehung des Makulaturs; mitunter der Druckerey; wie ein Buchstabe heute hier, morgen dort dient. Alsdann wie die Bücher geschrieben werden. Der Buchbinder; hauptsächlich die Büchertitel und zuletzt die Pfefferduten. Jede Verrichtung könnte einen Gesang ausmachen und bey jedem könnte der Geist eines Mannes angerufen werden.

Georg Christoph Lichtenberg

Einleitung

Im Herbst 1984 begann ich mit der Arbeit an einem Buch, das im Herbst 1986 unter dem Titel *Traumalphabet* als 15. Druck der Raamin-Presse erschien. Eingeschlagen in braunes Packpapier verließen 195 Exemplare – gebunden in blau-grünes Leder – das Haus. Zwei Jahre waren vergangen, zwei Jahre meines Lebens beschäftigte mich ein Buch von zweiundsechzig Seiten.

Geblieben sind drei Exemplare, lose Seiten für Ausstellungen und die Erinnerungen. Aber auch ungezählte Probe- und Zustandsdrucke der Bilder sind vorhanden, Zeichnungen und gemalte Bildentwürfe, eine Schachtel voll transparenter Folien, bedruckt mit diversen Schriften in verschiedensten Farben, beinahe siebzig Druckstöcke in Holz oder Kunstharz, übereinandergestapelt in einem Schrank, dazwischen unscheinbar, vom vielen Waschen mit scharfen Lösungsmitteln bröckelig, vier Linoleumplatten. Von einigen Druckstöcken und von den Satzformen, die ich im Laufe der Monate aus den vielen Blei- und Holzbuchstaben gebaut hatte, gibt es Fotos. Fast alle Buchstaben sind – abgelegt – wieder im Dunkel der Kästen verschwunden, die Kolumnenschnüre, die die Formen zusammengehalten hatten, aufgerollt.

Die Fülle des vorhandenen »Materials« brachte mich auf die Idee, ein Buch über das Buch zu schreiben, die *Bibliogenie* des *Traumalphabets* in Worten und Bildern nachvollziehbar zu machen. Und ich danke meinen Verlegerinnen in der Schweiz für die Bereitschaft, diese Idee gemeinsam zu verwirklichen.

In Anlehnung an Georg Christoph Lichtenberg: »Die Bibliogenie oder die Entstehung der Bücherwelt«, Vorschlag für ein Lehrgedicht in einem Brief an Gottlieb Becker. Herausgegeben von der Gesellschaft der Bibliophilen, Weimar 1942.

Annäherung

Der Sommer 1984 war vorüber. Einige Wochen hatte ich auf Zypern verbracht. In der Morgendämmerung, auf einer Terrasse hoch über dem Meer, und im Abendlicht, landeinwärts, waren Aquarelle entstanden, tagsüber, im Schatten, viele beschriebene Seiten, aus denen später ein Buch wurde.

Goethes *Zauberflöte zweiter Teil,* der 14. Druck meiner Presse, der, auf dunkelblaues Japanpapier gedruckt, soviel Kopfzerbrechen bereitet hatte, war im Juni fertig geworden. Jetzt stand die Frankfurter Buchmesse bevor und eine große Ausstellung. Vor allem aber sollte die Arbeit an meinem 15. Pressendruck beginnen.

Ausstellung »Roswitha Quadflieg, 1973–1984 Raamin-Presse«, vom 11. Oktober–21. November 1984 im Museum für Kunst und Gewerbe in Hamburg.

Ich hatte mir vorgenommen, daß er anders werden sollte als die vierzehn vorhandenen Drucke. Nicht wie bisher wollte ich einem Inhalt in Bildern und Typographie Gestalt verleihen. Ich wollte mit meinen Schriften experimentieren und Buchstaben in Bildern auftauchen lassen. Von dieser vagen Idee ausgehend, wollte ich alles andere suchen – auch den Text oder vielleicht mehrere Texte.

Im Herbst 1973 habe ich die Raamin-Presse gegründet, um Bücher machen zu können, deren Gestaltung ich selber verantworte, von der Auswahl des Papiers, über die Typographie und die Bilder bis hin zum Einband. Es ist also nicht meine Absicht, Inhalte in kleinster Auflage zu verbreiten oder um jeden Preis »edles Material« zu verwenden, wie manche der klassischen Pressen in ihren Luxusausgaben. Mich interessiert das Buch, das Sichtbarmachen von Inhalten in so oder so gestalteter Form.

Alle Drucke der Raamin-Presse werden von Christian Zwang gebunden, 1932 in Dresden geboren, seit 1956 eigene Werkstatt in Hamburg.

Immer neu sollen die »schönen Künste«, Zeichnen, Malen, Druckgraphik und Typographie, zur Erscheinung kommen. Immer, noch während ich an einem Buch arbeite, verfolgt mich schon das nächste, kommt mir entgegen, drängt und lauert. Pausen sind gefährlich, weil Ideen, wenn sie zu lange warten müssen, wieder verschwinden oder von anderen Einfällen verdrängt werden. Der neue Versuch, die Elemente, die in einem Buch zusammenspielen, neu und anders in Beziehung zu setzen, scheint immer der reizvollste zu sein. In diesem andauernden Zustand des Experiments verstoße ich seit Jahren gegen die Regeln, gegen vieles, was in der sogenannten »Bibliophilie« üblicherweise als »richtig und erlaubt« angesehen wird. Nicht um des Verstoßens willen, sondern um eigene

Erfahrungen machen zu können, auch technische. Und dabei vermögen die allgemeinen Regeln und Maßstäbe wenig Hilfe zu leisten.

Bodoni-, *Garamond*- oder auch *Janson*-Mittelachsensatz, wohl durchschossen, schwarz gedruckt, vielleicht karminrot ausgezeichnet, sind immer gut. Das weiß jeder Buchgestalter seit Jahrhunderten. Ihn angewendet, braucht er sich weiter keine Sorgen zu machen und kann mit Stolz auf den ständig wachsenden Stapel seiner wohlgestalteten Bücher blicken. Stets unangefochten, bis an sein Lebensende.

Was aber ist vielleicht genausogut wie schwarz gedruckter *Bodoni*-, *Garamond*- oder *Janson*-Mittelachsensatz, nur gänzlich anders? Immer wieder komme ich zu Ergebnissen, die zunächst schwer einleuchten, die ich erst erfahren muß, um sie akzeptieren und zu einer überzeugenden Lösung weiterentwickeln zu können. Auf die *Zauberflöte* sollte also ein Experiment mit Schriften folgen.

Vor Jahren hatte ich in meinen *Nachrichten aus Schenefeld* von den Schriften berichtet, die bis dahin – geschenkt, alt oder neu gekauft – in die Setzerei gekommen waren, »erlaubte« und »unerlaubte«. Einige Alphabete hatte ich abgebildet, und sie waren auf Interesse gestoßen. Welcher Büchersammler kann sich vorstellen, wie viele Schriftformen es, in Blei gegossen, gibt? Seitdem waren viele hinzugekommen, und die Frage: Was haben Sie denn alles? nicht mehr so ohne weiteres zu beantworten.

»Nachrichten aus Schenefeld«, seit Juni 1977 unregelmäßig erscheinendes Leporello, in dem aus der Werkstatt und über neue Bücher berichtet wird. Bisher 13 Nummern, Auflage 1000 Stück.

Sollte ich als 15. Druck der Raamin-Presse ein Schriftmusterbuch machen?

Schriftmusterbücher kennt man aus jeder größeren Setzerei, die – zu Recht stolz – dem Kunden ihren Schriftenbestand, früher in Blei, heute im Fotosatz, vorführen und ihm so die Wahl für seinen Auftrag erleichtern will. Oder aus den heute nur noch wenigen Schriftgießereien, in denen Bleilettern auf Bestellung gegossen werden. Musterbücher einer vergangenen Zeit.

Das alles trifft für die Raamin-Presse nicht zu. Hier werden keine Druckaufträge angenommen, niemandem eine besondere Schrift empfohlen und auch keine gegossen. Dennoch bin ich stolz auf den Bestand in meiner Setzerei, den Bleibestand, denn ich habe, aus verschiedenen Städten und Ländern zusammengetragen, jahrelang für ihn gearbeitet, mir die ersten Schriften sogar mühsam erlaufen.

Die ersten Typen waren 1971/72 ins Haus gekommen, in das Haus, in dem ich damals wohnte, die Werkstatt war im Keller. Aus einem der vielen Hinterhöfe Hamburgs, aus einer der alten Druckereien, die damals ihre Türen schlossen, der alten Zunft den Rücken kehrten oder, der technischen Revolution folgend, bleifrei gemacht wurden. In kleinen schmutzigen Paketen und Zigarrenschachteln oder, abgenutzt und unvollständig, in Stehsatz- oder Brotschriftkästen waren sie all dem beigegeben worden, wonach die Kunststudentin, unangemeldet und schüchtern in der Tür stehend, inkompetent und nach Begriffen suchend, gefragt hatte. Ich brauchte Winkelhaken, Satzschiffe und Ahlen, das wußte ich. Auch Numerierwerke? Was waren Numerierwerke, wozu brauchte man sie? Meine Antwort kam zögernd, ich war für die alten Setzer und Drucker keine Konkurrenz, mir wurde in freundlichen Häusern viel geschenkt, in unfreundlichen überteuert angeboten. Ein Setzregal, von weit her per Bahn angereist, war unterwegs umgestürzt und barg, erst nach wochenlangem Sortieren ersichtlich, Schriften in einem Zustand, der nur den Altmetallankäufer nicht mehr schrecken konnte.

Also, der 15. Druck der Raamin-Presse ein Schriftmusterbuch? Auf jeder Seite vielleicht zwanzigmal den Satz: »Um das Jahr 1440 erfand Johannes Gensfleisch, genannt Gutenberg, die Buchdruckerkunst«, in verschiedenen Schriften und Schriftgraden ordentlich und ehrwürdig schwarz, Zeile für Zeile untereinandergedruckt? In den großen Graden würde der Satz schon nach »erfand« enden. Oder ein anderer Satz? Im Schriftmusterbuch einer Handpresse der achtziger Jahre des 20. Jahrhunderts könnte ja ein »moderner« Satz stehen, um die Verschiedenheit der Typen zu zeigen. Dazwischen vielleicht Vignetten? Schmuckvignetten? Nein, mein Buch mit Schriften stellte ich mir anders vor.

Ich selbst war neugierig geworden auf alles, was sich in den alten Kästen mit dem besonderen Geruch und viel Vergangenheit noch unbesehen und in den neueren Kästen wohlbeschriftet befand, seit Ende 1973 nicht mehr im Keller, sondern zu ebener Erde in meiner Setzerei in Schenefeld, vor den Toren Hamburgs, in der Werkstatt der Raamin-Presse. Alle die bekannten und auch die mir noch unbekannten Schriften wollte ich endlich in Ruhe besichtigen, nicht nur haben, sondern vor Augen haben, mir selber aneignen und, indem ich ein Buch damit druckte, in die Hand nehmen und begreifen.

Die vielen kleinen Blei- und Holzkegel sollten aus ihren Kästen herauskommen, und die Formen, die sechsundzwanzig Zeichen unseres Alphabets, die sie gegossen oder geschnitten tragen, sollten um ihrer Schönheit oder Eigentümlichkeit willen gedruckt werden, sich zeigen können, vor allem aber, um auf ihre besondere Weise sichtbar zu machen, was eigentlich nur hörbar ist: das Wort.

Dennoch sollte das Ergebnis kein Buch mit »Ohrbildern« sein, wie Arno Holz sie genannt hat, diese später für die Dadaisten gängige Form, Texte zu visualisieren, Wortklänge durch Typographie sichtbar zu machen. Meine Schriftbilder sollten in »Bild-Bildern« auftauchen. Bild und Schrift sollten nicht – wie in den meisten sogenannten illustrierten Büchern – nur »von weitem« miteinander harmonieren, sondern auch räumlich zusammenwachsen, sich in- und übereinanderschieben, miteinandergehen.

Arno Holz, »Werke«, Bd. X, Berlin 1925, Seite 659.

Und auch das gab es doch schon?

Um das Jahr 1000 wurde auf der Insel Reichenau ein großes »L« mit feinem Pinsel auf Pergament gemalt – ein Initial. Ein Initial für das Matthäus-Evangelium des sogenannten *Hilinus Evangeliars.* Und etwas früher, am selben Ort, ein »Q« zum Lukas-Evangelium für das *Evangeliar Ottos III.*

Als Reproduktionen kann man heute dieses L und dieses Q betrachten, zwei Buchstaben, die gleichzeitig Bilder sind, Pflanzen, Tiere, Ornamente, zwei von den unendlich vielen, oft auch abstrakten, leserlich-unleserlichen Gebilden der mittelalterlichen Buchmalerei, den kleinformatigen Buchstabenbildern, die Inhalte auf beeindruckende Weise illuminieren, »erhellen«.

Fast tausend Jahre später, 1919, entstanden *Der Bayerische Don Giovanni,* ein Aquarell, und *Villa R,* ein Ölbild. Paul Klee malte Buchstaben in seine Bilder und Bilder um seine Buchstaben. Dann, einige Jahre danach, begann Kurt Schwitters wider den Geist der Zeit mit seinen Bild- und Wortfetzenbildern. 1937 entstand aus zerrissenen Abbildungen, alten Fahrkarten und Briefumschlägen neben vielen anderen die Collage *Graf von Schilf,* 1942, nach seiner Flucht über Oslo, in London *Gute Aussicht.*

Jene Miniaturen auf Pergament und diese Bilder und Collagen mit Buchstaben wurden »Vor-Bilder«, denen sich anzunähern und von denen gleichzeitig Abstand zu gewinnen war. Denn Schenefeld ist nun einmal keine Insel Reichenau, und ein Evangeliar viel zu umfangreich für eine kleine Handpresse, die zwar viele

Schriften, aber keine großen Mengen von jeder Type besitzt. Auch einzelne Bilder mit Buchstaben wollte ich nicht malen. Ich wollte ein Buch mit verschiedensten Schrift-Bildern drucken.

Und dafür mußte ich zunächst Texte finden.

Verschiedenartige Texte, kurze, um möglichst viele verschiedene Schriften zeigen zu können, moderne und alte, trotzdem auf irgendeine Weise zusammengehörig. Texte, die Ausgangspunkt sein könnten für meine Bilder, für ihr »So oder So« in der Unendlichkeit der Möglichkeiten, und die meinen Schriften als Buchstaben, Silben oder Sätzen Sinn verleihen, ihre Auswahl mitbestimmen und bedingen würden. Aber vor allem Texte, denen durch eine solche Gestaltung nahezukommen war: ihrem Inhalt und ihrem Ausgangspunkt selbst. Dem »prägnanten Punct«, wie Goethe ihn nannte, »von dem sich vieles ableiten läßt oder vielmehr, der vieles freiwillig aus sich hervorbringt und mir entgegenträgt, da ich denn im Bemühen und Empfangen vorsichtig und treu zu Werke gehe«. Nach ihm, »dem prägnanten Punct«, oft durch labyrinthische Gänge zu suchen, geführt von der eigenen subjektiven Objektivität, ist auch bei jeder Buchgestaltung die eigentliche Herausforderung.

Goethe, »Werke, Naturwissenschaftliche Schriften«, Weimarer Ausgabe, Bd. XI, Seite 63.

Träume?

Ich begann, Traumtexte zu suchen, mich mit Träumen anderer zu beschäftigen. Als eigenartig faszinierend für meine Buchidee empfand ich sie. Bei aller Verschiedenheit haben Träume Gemeinsames. Urbilder, »Archetypen«, die je nach Träumer individuell und sehr intim geschaut werden. In realistischer Phantastik erscheinen Menschen und Tiere, Himmel und Erde, Pflanzen und Seen in einem Panorama wie auf einer Bühne, verschwinden wieder, werden undeutlich, gleiten sich auflösend aus der Wahrnehmung.

Meistens ist der Träumer selbst auf sonderbare Weise einbezogen. Das Traumgeschehen freut oder ängstigt ihn, er sitzt auf einem Stuhl, er liegt in seinem Bett, läuft, fährt oder fliegt herum, sieht, schmeckt, riecht und hört. Und manchmal klingen ihm, während er aufwacht, noch Worte nach. Zunächst vielleicht nur sinnlos erscheinend, lauthaft, und erst später, wenn sich der erwachte Träumer Zeit läßt, allem nachzusinnen, stellen sich die Begriffe wieder her, und manchmal werden sie zum Schlüssel für die Erinnerung an den ganzen Traum.

Träume, so meinte ich, würde ich in Schrift-Bildern erfassen, sie erneut entstehen und sprechen lassen können. Auch in ihnen würde sich eins zum anderen fügen. Ein Buchstabe zum nächsten, ein Wort zur Fläche, eine Fläche zu einer Figur. Weitere Figuren kämen hinzu, in sie eine Farbe, in die Farbe ein Satz. Zu diesem Satz Sätze. Für jeden Traum würde eine andere Schrift und eine andere Bildgestaltung notwendig sein, um die Sprache des Träumers und seine Wahrnehmung der Archetypen auszudrücken. Subjektiv, objektiv. Einiges würde »bildlich« erscheinen, anderes in gedruckten Wörtern sichtbar, lesbar wieder »hörbar« werden. Laut oder leise, dunkel oder hell. Vollständig oder aufgelöst, zersplittert in Buchstaben, lauthaft.

In Träume wollte ich meine Alphabete und Bilder eintauchen lassen. Und die Träume in sie.

Die Arbeit an meinem 15. Pressendruck konnte beginnen. Er wurde kein Schriftmusterbuch, sondern ein *Traumalphabet.*

Von Träumen und Träumern
Herbst 1984

Wenn ein Mensch im Traum das Paradies durchwanderte, und man gäbe ihm zum Beweis, daß er darin gewesen, eine Blume mit, und er sähe beim Aufwachen diese Blume in seiner Hand – was wäre daraus zu schließen?

Samuel Taylor Coleridge

Ja, was wäre daraus zu schließen?

Was sind Träume? Erinnerungen? Abgewandelte Bilder von real Erlebtem? Ahnungen und Vorausblicke? Oder Botschaften aus einer anderen Welt, aus Bereichen, die dem normalen Tagesbewußtsein nicht zugänglich sind? Und wie entstehen die Bilder, die wir nachts vor uns haben?

Fragen, die sich mir stellten, während ich nach Traum-Texten suchte. In meinem *Traumalphabet* jedoch sollten sie nicht etwa mit Hilfe der Traumforschung beantwortet werden, sondern vom Betrachter selbst, angeregt durch die Art, wie sich in den Bildern das Traumgeschehen wiederholt.

Als erstes erinnerte ich mich an den *Pharao* und seinen *Traum von den sieben fetten und den sieben mageren Kühen.* Wer erinnert sich nicht an ihn und an das Alte Testament, wo er zu finden ist?

Und nach zwei Jahren hatte Pharao einen Traum, wie er stünde am Nil, und sähe aus dem Wasser steigen sieben schöne, fette Kühe, die gingen auf der Weide im Grase. Nach diesen sah er andere sieben Kühe aus dem Wasser aufsteigen, die waren häßlich und mager und traten neben die Kühe an das Ufer am Wasser. Und die häßlichen und mageren fraßen die sieben schönen, fetten Kühe. Da erwachte Pharao. Und er schlief wieder ein, und ihm träumte abermals, und er sah, daß sieben Ähren wuchsen aus einem Halm, voll und dick. Darnach sah er sieben dünne Ähren aufgehen, die waren vom Ostwind versengt. Und die sieben mageren Ähren verschlangen die sieben dicken und vollen Ähren. Da erwachte Pharao und merkte, daß es ein Traum war.

Und dann?

Dann fiel mir der Früchte tragende und der abgeschlagene Baum ein, darunter der Mann in ehernen Ketten: *König Nebukadnezar*. Und dazu William Blake – ein weiteres »Vor-Bild«.

Dies aber ist das Gesicht, das ich gesehen habe auf meinem Bette: Siehe, es stand ein Baum mitten im Lande, der war sehr hoch. Und er wurde groß und mächtig, und seine Höhe reichte bis an den Himmel, und er breitete sich aus bis ans Ende der ganzen Erde. Seine Äste waren schön und trugen viel Früchte, davon alles gut zu essen hatte. Alle Tiere auf dem Felde fanden Schatten unter ihm, und die Vögel unter dem Himmel saßen auf seinen Ästen, und alles Fleisch nährte sich von ihm. Und ich sah ein Gesicht auf meinem Bette, und siehe, ein heiliger Wächter fuhr vom Himmel herab; der rief überlaut und sprach also: Hauet den Baum um und behaut ihm die Äste und streift ihm das Laub ab und zerstreuet seine Früchte, daß die Tiere, so unter ihm liegen, weglaufen und die Vögel von seinen Zweigen fliehen! Doch laßt den Stock mit seinen Wurzeln in der Erde bleiben. Er aber soll in eisernen und ehernen Ketten auf dem Felde im Grase und unter dem Tau des Himmels liegen und naß werden und soll sich weiden mit den Tieren von den Kräutern der Erde. Und das menschliche Herz soll von ihm genommen und das Herz eines Tieres ihm gegeben werden, bis daß sieben Zeiten über ihm um sind. Solches ist im Rat der Wächter beschlossen und im Gespräch der Heiligen beratschlagt, auf daß die Lebendigen erkennen, daß der Höchste Gewalt hat über der Menschen Königreiche und gibt sie, wem er will, und erhöht die Niedrigen zu denselben. Solchen Traum habe ich, König Nebukadnezar, auf meinem Bette gesehen.

Der Pharao und König Nebukadnezar, die beiden »Wahrträumer« aus der Bibel, sollten, so beschloß ich, mit ihren Urbildern den Anfang machen in meinem *Traumalphabet*.

Und dann?

Dann stieß ich auf die vielen »ausgedachten« Träume in Märchen und Erzählungen. Die literarischen Träume, oft seitenlang und doch alle für mich nicht brauchbar. Ich suchte die »richtigen«, die wirklichen Träume, die meistens kurz sind, um sie in einem Bild, in Gleichzeitigkeit fassen zu können. Dabei begegneten mir die von Traumforschern und Psychologen gesammelten, nach Motiven geordnet und gedeutet, für den Deuter wesentlich, aber für mich auf der Suche nach Texten für ein *Traumalphabet* uninteressant.

Und dann?

Im Schlafe hatte ich einen Traum. Woher kannte ich diesen Satz?

Ich fand ihn endlich wieder in der Schilderung von der Einweihung in der Osternacht, in der *Chymischen Hochzeit des Christian Rosenkreutz, Anno 1459.* Dieses »Traumgesicht« von Menschen, die an Fäden zwischen Himmel und Erde aufgehängt sind, wollte ich unbedingt in mein *Traumalphabet* hereinholen, auch wenn es, von Valentin Andreae (1586–1654) nachempfunden und aufgeschrieben, nicht im eigentlichen Sinn zu den authentischen Träumen, den »richtigen«, gehört, nach denen ich suchte.

»Die chymische Hochzeit des Christian Rosenkreutz. Anno 1459. Aufgezeichnet durch J. V. Andreae«, Dornach 1942.

Im Schlafe hatte ich einen Traum, und wenn er auch nicht viel zu bedeuten hat, scheint mir doch nicht überflüssig, ihn zu erzählen. Mich dünkte, ich stehe auf einem sehr hohen Berge. Vor mir sah ich ein großes, weites Tal. Darin war zusammengepfercht eine unsägliche Menge Volks; jeder von Ihnen aber hatte am Kopf einen Faden, womit er am Himmel aufgehängt war. Nun hing der eine hoch, der andere niedrig, etliche gar noch auf der Erde. In den Lüften aber flog ein alter Mann herum, der hatte eine Schere in seiner Hand, womit er bald hier, bald dort einem den Faden zerschnitt. Wer nun nahe bei der Erde hing, der war desto eher erledigt und fiel ohne großen Lärm herab. Wenn aber die Reihe an einen hohen kam, so fiel er, daß die Erde erzitterte. Etlichen gelang es, daß ihnen ihr Faden nachgelassen wurde, so daß sie auf die Erde kamen, ehe der Faden abgeschnitten wurde. Über diesem Gepurzel hatte ich meine helle Lust, und ich freute mich von Herzen, wenn einer, der sich lange hoch in den Lüften seiner Würde überhoben hatte, schändlich herunterfiel und etwa noch einige seiner Nachbarn mitriß. Ebenso freute es mich auch, wenn der, welcher sich jederzeit zur Erde gehalten, so lautlos davonkommen konnte, daß es nicht einmal seine Nachbarn merkten. Wie ich aber in meinen höchsten Freuden war, wurde ich von einem meiner Mitgefangenen unversehens gestoßen, so daß ich erwachte.

Erst später und dann im wesentlichen durch ein Buch stieß ich auf die Träume, nach denen ich suchte: aufgezeichnet in Briefen oder Tagebüchern, deren Schreiber bekannt sind, durch ihr Werk oder durch ihre Biographie.

»Dichter erzählen ihre Träume«, Stuttgart 1976.

Insgesamt dreizehn Träume wollte ich drucken und ihre Anzahl zu den sechsundzwanzig Buchstaben des Alphabets in Beziehung setzen. Und sie fanden sich zum Traum des Pharao, des Nebukadnezar und des Christian Rosenkreutz – nach und nach.

Im Buch ordnete ich sie nach den Geburtsjahren der Träumer. Mehr als dreitausendfündhundert Jahre liegen zwischen dem ersten und dem letzten, dem des Pharao und dem von Eugène Ionesco, über eine Million Nächte, in denen – zwar neben Raum und Zeit und doch die Weltgeschichte auf ihre Weise spiegelnd – auf dieser Erde geträumt wurde. Auf die beiden Träume vor der Zeitwende folgt also, ein Sprung ins 14./15. Jahrhundert, Christian Rosenkreutz.

Ihm schließt sich *Philipp Otto Runge* an, der einzige Maler unter den Träumern, 1777 geboren, dreiunddreißigjährig in Hamburg gestorben. In einem Raum der Hamburger Kunsthalle hängen nur Bilder von ihm. Die pausbackigen *Hülsenbeckschen Kinder,* seine Eltern, Selbstbildnisse und vor allem *Der Morgen,* der mir zum Hintergrund meines Bildes zu seinem Traum wurde. Runge träumte von Rembrandt.

Mir träumte, auf der hiesigen Akademie war auch ein alter Schulkamerad von mir. Dieser arbeitete an einem Ölgemälde, worauf er entsetzlich viel weiße Farben setzte. Ich stand hinter ihm und getraute es mir nicht, ihm zu sagen, daß das sehr dumm wäre. Nun kam Rembrandt, das war der Professor, der ging gekleidet wie die Hohenpriester auf seinen Bildern, war auch ganz in so ein heiliges Dunkel gehüllt. Mir schlug das Herz, wie ich ihn sah. Er sah darauf die Sachen an, die mein Freund gemacht hatte, und geriet in eine schreckliche Wut. Er hielt eine ziemlich lange Rede, die ohngefähr darauf auslief: »Mit gräßlicher Kälte ergreift ihr Buben das Werkzeug, was euch die Muse darreicht, und so kalt, wie euer Herz ist, so kalt streicht ihr den Kalk dahin, und wollt mit eurem armseligen Verstand ergründen, was die Empfindung der ganzen Welt noch nicht empfunden.« Ich weiß nicht, was er noch sagte, aber ich fühl es tief in meiner Seele. Er sagte das zu meinem Freund, der vor Zorn, daß seine Sachen nicht gelobt wurden, alles zerriß. Rembrandt sagte darauf, daß dies ganze Geschlecht es nicht wert sei, daß sie die alten Bilder noch hätten; er ging darauf in den Himmel zurück. Ich konnte mich nicht halten, auch auf mich war sein Fluch gerichtet; mir war es, als ob meine Seligkeit auf dem Spiel stünde; ich sank zurück, und der Traum schien aufzuhören. Mit einmal erwachte ich aber wieder und sehe, daß er in einer Tür hineingegangen war; ich dachte: du sollst zu ihm gehen und dich ihm ganz anvertrauen, wie du bist. Wie ich in die Kammer kam, saß er vor einem von seinen Gemälden und weinte; mir vergingen die Sinne, wie ich ihn weinen sah. Ich fiel ihm zu Füßen, er sah mich an, und wir sagten uns nichts, aber wie es in seinem Gesichte war und wie ich an seinen Hals gekommen bin, weiß ich nicht mehr. Ich weinte laut, und er nannte mich seinen lieben Otto; ich kann mir nicht denken, daß ich je ein so seliges Gefühl gehabt habe. Ich fühlte, wie ich aufwachte, noch, daß ich viel geweint hatte.

Rembrandt starb 1669 in Amsterdam. Wo hat Runge, der kaum gereist ist, dessen Bilder gesehen? Wie wurde Rembrandt für ihn der, dem er sich »ganz anvertrauen« wollte?

1785 und 1786 geboren, folgen auf Philipp Otto Runge in meinem *Traumalphabet* Bettina von Arnim und Justinus Kerner.

Bettina von Arnim war zweiundzwanzig Jahre alt, als sie 1807 Goethe zum erstenmal traf. In Weimar. Wenn er sie in dem danach einsetzenden, von ihr ausgelösten jahrelangen Briefwechsel hin und wieder »mein Kind« nennt – was wohl für sie der Anlaß gewesen sein mag, die Herausgabe dieser Briefe 1835 unter dem Titel *Goethes Briefwechsel mit einem Kinde* vorzunehmen –, so sind doch ihre Briefe und die den Briefwechsel begleitenden Träume keineswegs von »einem Kinde«. In das Bekenntnis ihrer Zuneigung zu ihm, zu Goethe, reihen sich Bettinas Träume beinahe verblüffend offenherzig ein, denn in ihnen wird ihre überschäumende Zuneigung immer relativiert, wird sie immer ein wenig zurechtgewiesen.

Heute Nacht habe ich einen Traum von Dir gehabt, der mir bleiben wird auf lange Zeit, so wie einem zuweilen eine Erinnerung bleibt von der sonderbaren Beleuchtung einer Gegend, es war mir nämlich, als lief ich in Weimar durch den Park, indem ein starker Regen fiel, es war grade alles im ersten Grün und die Sonne schien dabei, als ich an Deine Tür kam, hörte ich Dich ganz von Weitem sprechen, ich rief; aber Du hörtest nicht, ich kletterte über die Mauer, da sah ich Dich auf derselben Bank sitzen, hinter welcher im vorigen Jahr die schöne breite Malve noch so spät gewachsen war, gegenüber lag auch die Katze, und als ich zu Dir kam, sagtest du wieder: Setze Dich nur dort üben zur Katze, wegen Deinen Augen, die mag ich nicht so nah: und hier wachte ich auf.

Im *Bilderbuch aus meiner Knabenzeit,* einem seiner Tagebücher, hat *Justinus Kerner* seinen *Traum von dem Hirsch auf Storchfüßen* aufgezeichnet. Und vielleicht hat Kerner ja wirklich irgendwann in einem einsamen *Stübchen* gesessen, *dessen einziges Fensterlein gegen eine Waldwiese sah,* über die im Traum der beängstigende Hirsch auf ihn zukam. Er erwachte, *im Schweiße seines Angesichts,* oft und oft. Denn dieser Traum wiederholte sich, begleitete den Studenten der Medizin durch seine Studienzeit in Tübingen und wurde ihm zum Bild *für das ängstliche Studium der Meinungen und Systeme.* Die Deutung und Reflexion, die Kerner selbst vorgenommen und der eigentlichen Traumschilderung ohne Absatz angeschlossen hat, habe ich ihm in meinem *Traumalphabet,* dem Buch der Buchstaben und Bilder, allerdings untersagt.

Es träumte mir, ich sitze zwischen einem Berge von Kompendien und Manuskripten in einem einsamen Stübchen, dessen einziges Fensterlein gegen eine Waldwiese sah. Ermüdet vom vielen Lesen heftete ich endlich meine Augen von den Büchern nach dem Grünen der Waldwiese und da sah ich, daß aus dem Wald über die Wiese her ein Hirsch mit Storchfüßen schritt, der kam wie durch die Luft meinem Fensterlein immer näher und endlich stand er zu meinem Schrecken vor mir im Stübchen und befahl mir in den unverschämtesten, höhnendsten Ausdrücken: weil ich ein so emsiger Studiosus sei, ihn, der bisher vergessen worden, nach Linné in eine Klasse zu stellen. Den beängstigenden Presser an der Seite, durchblätterte ich all meine Kompendien und Manuskripte; aber ich konnte von diesem Ungetüme nichts geschrieben finden, ihm keinen Namen anweisen, und ich erwachte im Schweiße meines Angesichts. Dieser damalige Traum, ein wahrhaft magnetischer, voraussehender, welcher keine Dichtung, sondern völlige Wahrheit ist (den ich aber in einer Dichtung Die Heimatlosen *benutzte), wiederholte sich mir sehr oft in nächtlichen Träumen während meines Studiums in Tübingen; der Hirsch gab mir ganz das Gefühl eines Examinators, wobei er das Gesicht bald eines Professors, bald eines fleißigen Studiosi annahm. Es war mir dieser Traum immer sehr wichtig, aber bezeichnend für das ängstliche Studium der Meinungen und Systeme, in das ich nun eingeführt wurde und das mir so oft ganz außer dem Bereiche der Natur zu liegen schien.*

Kaspar Hauser, dessen genaues Geburtsdatum im Herbst 1812 unbekannt ist, wurde ermordet, als er einundzwanzig Jahre alt war. Was wäre aus ihm geworden – dem »Kind Europas«, nach dessen Herkunft und vor allem nach dessen Bedeutung heute immer noch geforscht wird –, wenn man ihm das Werden nicht verwehrt hätte? Was für Spuren hat er hinterlassen? Es gibt Briefe von ihm und Bilder, die er gemalt hat. Und Träume, seine Träume.

Dreimal sah er eine Frau vor sich in den Nächten des Herbstes 1828 bis zum Januar 1829. Einmal bezeichnete er sie als seine Mutter, obwohl er, wie er schrieb, eigentlich gar nicht wußte, was das sei, eine Mutter. Nach seiner Geburt hat man ihn ihr genommen. Im Traum dann nahm man sie ihm.

Im Januar 1829 hatte ich wieder einen sehr lebhaften Traum. Es schien mir, als klopfte jemand an meinem Schlafzimmer an. Ich sagte, »herein!« Man öffnete die Türe. Es kamen ein Frauenzimmer und ein Herr. Der Herr ging hinter dem Frauenzimmer. Als diese nahe an mein Bett kam, langte der Herr nach ihrem Kleid und hielt sie zurück. Darauf trat das Frauenzimmer auf die Seite und ich sah, daß der Herr einen schwarzen Frack und schwarze Beinkleider anhatte. Am Frack auf der linken Seite trug er einen gestickten Stern. Er hatte auch einen Hut unter dem Arme, wie ihn ein Beamter trägt. Nachdem beide eine zeitlang gestanden hatten, wollte das Frauenzimmer sprechen, der Herr aber hielt ihr den Mund zu und wandte sie von mir weg. Darauf führte er sie fort. Jetzt ging er voran. Das Frauenzimmer winkte mir, ich sollte gehen. Ich wollte es auch tun. Als ich aber zu gehen anfangen wollte, lief der Herr mit dem Frauenzimmer, was er konnte, und ich erwachte in demselben Augenblicke.

Auf Kaspar Hauser folgen vier Träumer, die im letzten Drittel des 19. Jahrhunderts geboren wurden.

Als erster *Carl Gustav Jung,* geboren 1875, der Traumdeuter, der selbst ein großer Träumer war. Von ihm wählte ich jenen *Traum,* der *in einer italienischen Loggia* spielt, mit dem Renaissancestuhl und dem grünen Tisch wie aus Smaragd, den Kindern, der Taube und dem Tauber, *der mit den zwölf Toten beschäftigt ist,* einen Traum, den C. G. Jung siebenunddreißigjährig, 1912, *um die Weihnachtszeit* hatte.

Um die Weihnachtszeit hatte ich einen Traum. Ich befand mich in einer prächtigen italienischen Loggia mit Säulen, Marmorboden und Marmorbalustrade. Dort saß ich auf einem Renaissancestuhl, vor mir ein Tisch von erlesener Schönheit. Er war aus grünem Stein, wie aus Smaragd. Ich saß und schaute ins Weite, denn die Loggia befand sich hoch oben am Turm eines Schlosses. Meine Kinder befanden sich ebenfalls am Tisch. Mit einem Male senkte sich ein weißer Vogel herab, eine kleine Möwe oder Taube. Anmutig ließ sie sich auf dem Tisch nieder, und ich machte den Kindern ein Zeichen, sich ruhig zu verhalten, damit sie den schönen weißen Vogel nicht verscheuchten. Alsbald verwandelte sich die Taube in ein kleines, etwa achtjähriges Mädchen mit goldblondem Haar. Es lief mit den Kindern davon, und sie spielten zusammen in den herrlichen Säulengängen des Schlosses. Ich blieb in Gedanken versunken und dachte über das nach, was ich soeben erlebt hatte. Da kam das kleine Mädchen zurück und legte mir zärtlich den Arm um den Hals. Dann war es plötzlich verschwunden, die Taube war wieder da und sprach langsam mit menschlicher Stimme: »Nur in den ersten Stunden der Nacht kann ich mich in einen Menschen verwandeln, während der Tauber mit den zwölf Toten beschäftigt ist.« Damit entflog sie in die blaue Luft, und ich erwachte.

Heinrich Wolfgang Seidel, 1876 in die Zeit C. G. Jungs, in die Zeit der großen Traumdeutung, hineingeboren, schließt sich an. Er hinterließ ein Manuskript, *Porta Eburnea,* mit Traumaufzeichnungen aus vier Jahrzehnten, die seine Frau Ina nach seinem Tode herausgegeben hat. Hier findet sich auch der Traum, in dem er *im Berlin von 1815* E. T. A. Hoffmann besuchen wollte, aber nur dessen Doppelgänger mit ausgestopftem Buckel traf. Er erwachte, ehe er den Vorhang zur Seite ziehen konnte, hinter dem er den richtigen Ernst Theodor Amadeus vermutete. Heinrich Wolfgang Seidel wollte also in diesem *E. T.A. Hoffmann-Traum*, einundsechzig Jahre vor seiner eigenen Geburt, jemanden besuchen, der lange vor ihm geboren war und der diese Welt schon lange wieder verlassen hatte. Hoffmann starb 1822.

Ich gehe durch eine unbekannte Stadt, alles erscheint gleichzeitig bekannt und fremd, bis mir klar wird, daß ich in Berlin bin, aber im Berlin von 1815. In einer Straße mit kleinen alten Häusern weiß ich plötzlich: hier wohnt E. T. A. Hoffmann! Warum soll ich ihn nicht besuchen? denke ich. Also betrete ich den Hausflur, steige mehrere Treppen empor und ziehe an der Klingelschnur, die unter dem Namensschild hängt. Die Tür springt auf, ich trete erregt und etwas schaudernd in ein niedriges Zimmer. Da stand er! Ein kleiner Kerl mit funkelnden Augen, Backenbart, dünnen Lippen und einem mächtigen Buckel. Dieser Buckel war ausgestopft, denn ich sah, wie aus einem Riß Kleie herausrieselte. Ich sprach: »Ich möchte die Ehre haben, Sie zu begrüßen, Herr Kammergerichtsrat, ich habe Sie sehr lieb!« Da grinste der spukhafte Kerl und schrie mit ganz hoher Stimme: »Sehr lieb, Bester? Sagen wir, ein wenig, moderato, Liebster, moderato!« Im Zimmer befand sich ein Tisch, an dem zwei Bauernflapse saßen und ein Bilderbuch von Basedow besahen. Ich wußte nicht, was ich aus ihnen machen sollte, und der Kammergerichtsrat zischte mich an: »Der eine ist der Sekretarius Kräuter, fataler Kerl, schal und oberflächlich!« Dann ging er an einen Wandschrank, holte zwei Gläser heraus, stellte sie vor mich hin und erzeugte durch Anklingen eine schwirrende teuflische Musik. Und auf einmal wußte ich: dieser Kerl ist nur ein Doppelgänger von E. T. A. Hoffmann und der richtige steckt hinter einem Vorhang in der Ecke und macht sich über mich lustig. Ich wollte – aber da wachte ich auf.

Franz Kafka, 1883, und Georg Heym, 1887 geboren, beschließen mit ihren Träumen im *Traumalphabet* das 19. Jahrhundert. Die Katastrophen des 20. Jahrhunderts warfen ihre Schatten voraus. Die Bedrohungen, Aufbrüche und Umstürze spiegeln sich in Kafkas und Heyms Träumen wider. Beide gehören zu den an der Zeit Krankgewordenen, die der eigenen Zerschundenheit das Schreiben abtrotzten, zu den Zerrissenen, den »frühen Toten«.

Traum: Auf einem ansteigenden Weg lag etwa in der Mitte der Steigung, und zwar hauptsächlich in der Fahrbahn, von unten gesehen links beginnend, Unrat oder festgewordener Lehm, der gegen rechts hin durch Abbröckelung immer niedriger geworden war, während er links hoch wie Palisaden eines Zauns stand. Ich ging rechts, wo der Weg fast frei war, und sah auf einem Dreirad einen Mann von unten mir entgegenkommen und scheinbar geradewegs gegen das Hindernis fahren. Es war ein Mann wie ohne Augen, zumindest sahen seine Augen wie verwischte Löcher aus. Das Dreirad war wackelig, fuhr zwar entsprechend unsicher und gelockert, aber doch geräuschlos, fast übertrieben still und leicht. Ich faßte den Mann im letzten Augenblick, hielt ihn, als wäre er die Handhabe seines Fahrzeugs und lenkte dieses in die Bresche, durch die ich gekommen war. Da fiel er gegen mich hin, ich war nun riesengroß und hielt ihn doch nur in einer gezwungenen Haltung, zudem begann das Fahrzeug, als sei es nun herrenlos, zurückzufahren, wenn auch langsam, und zog mich mit. Wir kamen an einem Leiterwagen vorüber, auf dem einige Leute gedrängt standen, alle dunkel gekleidet, unter ihnen war ein Pfadfinderjunge mit hellgrauem aufgekrempeltem Hut. Von diesem Jungen, den ich schon aus einiger Entfernung erkannt hatte, erwartete ich Hilfe, aber er wendete sich ab und drückte sich zwischen die Leute. Dann kam hinter diesem Leiterwagen – das Dreirad rollte immer weiter und ich mußte, tief hinabgebückt, mit gespreizten Beinen nach – jemand mir entgegen, der mir Hilfe brachte, an den ich mich aber nicht erinnern kann. Nur das weiß ich, daß es ein vertrauenswürdiger Mensch war, der sich jetzt wie hinter einem schwarzen ausgespannten Stoff verbirgt, und dessen Verborgensein ich achten soll.

Als Kafka, der sich seit dem Sommer 1903 »in immer zunehmender Weise nicht ganz gesund« fühlte und dessen Lungentuberkulose sieben Jahre vor seinem Tod ausbrach, am 27. November 1913 diesen *»Räder-Traum«* hatte, lag *Georg Heyms* Todestag schon fast zwei Jahre zurück. Heym ertrank beim Schlittschuhlaufen auf der Havel am 16. Januar 1912, vierzehn Monate nachdem er seinen *Traum von einem Wahnsinnigen* geträumt hatte.

Eine Waldlandschaft, verschneit, ein winterlicher See. Am Ufer gehen lang Reid, Rudolf Balcke und ich. Plötzlich habe ich ein eigentümliches Gefühl. Ich sehe empor.

Und sehe einen Luftballon in rasender Fahrt über die Baumkronen streifen. Über der Gondel in den Stricken hängt ein Mann, braune Jacke, kein Kragen, kein Hut. Schwarze struppige Haare, schwarzer Vollbart, das große Auge eines Wahnsinnigen. Er ist ungefähr doppelt so groß wie der Ballon und führt furchtbare Sprünge und Tänze an den Seilen aus. Plötzlich landet der Ballon. Der Kerl springt heraus und rast wie ein Wahnsinniger am See entlang. Er scheint irgendwelche Leute tot zu schlagen, denn ich höre ein Geschrei. Reid, der ganz vorn ist, beginnt zu laufen, Rudolf hinter ihm her. Ich nehme eine Stange auf und renne den beiden nach. Als ich sie einhole, verändert sich die Landschaft. Sommer, blühende Sträucher. Ein Knabe steht aus dem Grase auf und zeigt uns die Schwielen, die er von dem Irren bekam. Wir sehen links in der Ferne eine breite Dorfstraße und sehen den Irren noch mit wahnsinnigem Lauf zwischen den ersten Häusern hinrennen. Dieser Traum hat mich irgendwie furchtbar erschreckt.

Emil Barth, der vorletzte meiner dreizehn Träumer, wurde im Jahr 1900 geboren. Seine Traumaufzeichnungen stammen aus einem Tagebuch, das er in der Zeit des Nationalsozialismus geschrieben hat. In der Nacht des 11. Februar 1944 griff er sich im Traum aus dem Schwarm dreier Dohlen eine heraus, einen *prophetischen Vogel*, von dem er Wichtiges zu erfahren hoffte. Doch ohne die Weissagung dem Träumer preiszugeben, endet dieser *Dohlentraum.*

Aus einem Schwarm dreier Dohlen, die gegen mich herabflatterten, greife ich eine heraus, welche mit offenem Schnabel mir zuzischt. Ich empfinde unter den Fingern die Wärme ihres schwalbenblauen Gefieders, spüre ihr Herz; sie ist warm und schön. Mit langem Schnabel liegt sie still im umfassenden Griff meiner Rechten, klug blickend. Sie sollte, sie wollte mir etwas sagen; auch wußte ich, daß es ein prophetischer Vogel sei und eine unwiederbringliche Gelegenheit, etwas mir sehr Wichtiges zu erfahren; so rede ich ihm schmeichelnd zu, wünsche ihm sein Geheimnis, seine Weissagung abzulocken. Da sind auf einmal die Rundungen des sanften Gefieders die von Mädchenwangen, und ein Mädchengesicht blickt mich an, wie eine der schönwangigen Jungfrauen mittelalterlicher Plastiken, und zu dem Lächeln, das sich lieblich darauf entfaltet, sagt es zögernd, schon sich entziehend: »Ich weiß nicht…«

Eugène Ionesco, geboren am 16. November 1912, ist der letzte Träumer in meinem *Traumalphabet,* der einzige heute noch lebende. »Nur im Traume ist man bewußt und hellsichtig«, steht in seinem *Tagebuch (Journal en miettes),* in das er zwischen undatierten Erinnerungen und Gedanken auch seine Träume geschrieben hat. Sie sind Teil seines Lebens.

Eugène Ionesco, »Tagebuch«, Neuwied 1967.

Ich stehe oben auf einem Hügel. Im Hintergrund ein Wald oder ein dichtes Gestrüpp. Viel Gras, aber grau wie der Wald, wie der Himmel. Immerhin gibt es eine Vegetation, das Gras ist kräftig und anscheinend feucht. Auf dem Gipfel des Hügels oder des Berges ist ein kleiner Bahnhof. Ein Zug mit offenen Waggons kommt, ich steige ein. Keine Reisenden außer mir. Ich strecke mich in einem der offenen Waggons aus, und der Zug setzt sich langsam in Bewegung. Wir fahren den Abhang hinunter. Ich sehe, wie die vor Nässe glänzenden Gleise unten in einen sehr dunklen Tunnel münden. Ich habe Angst. Es geht weiter. Wir sind unten, ganz nahe am Eingang des Tunnels angelangt, die Lokomotive fährt ein, die Waggons folgen, auch meiner, immer ohne Dach, in den dunklen Gang. Meine Angst wächst langsam. Doch sobald ich im Innern des Tunnels bin, vergeht sie. Finsternis um mich herum. Keine Öffnung, nicht rechts, nicht links, nicht über mir: eine dunkle halbrunde Decke. Merkwürdig, daß meine Angst vollkommen vergangen ist. Nicht nur, daß ich keine Angst habe, ich fühle mich im Gegenteil sehr wohl. Der Zug rollt langsam dahin, und ich fühle mich in dieser Dunkelheit entspannt, glücklich, geborgen, ganz und gar in Sicherheit. Wir fahren aus dem Tunnel hinaus in ein graues Licht. Ein Häuschen, das aussieht wie ein sonderbarer Bahnhof, düstere Vegetation. Erwachen.

Eugène Ionescos *Tunneltraum* habe ich auf die Seite 56 als dreizehnten Traum in das *Traumalphabet* gedruckt. Bis dahin aber war der Weg noch lang.

Damals, im Herbst 1984, kannte ich nur vage die Reihenfolge der Träume. Auf die Buchmesse reisten die Vorentwürfe zweier Doppelseiten mit. Für den Traum des Pharao und für den des Christian Rosenkreutz, mit dem ich die praktische Arbeit am *Traumalphabet* begonnen habe. Es waren zwei Aquarelle, anfänglich mit Schriften versehen, die beiden Traumtexte, gesetzt aus der *Vendôme* und der *Alten Schwabacher* mit den Namen der Träumer als Überschriften links daneben,

Abbildungen Seite 52, a und 54, a.

gemalt und geklebt auf japanisches Papier, das sich später für den Druck als ungeeignet erwies.

Beide Vorentwürfe wurden hinter Glas gebracht und an die Rückwand der schwarz ausgekleideten Koje gehängt, meines sechs Quadratmeter großen Zuhauses während der sechs Tage »unter den Fremden und Bekannten«. Und es erging ihnen, wie es allen Objekten und Messebesuchern ergeht, die sich alljährlich im Oktober unter den drei großen Dächern zur Buchmesse in Frankfurt einfinden, sich über Rolltreppen, Laufbänder und Marmorböden aufeinanderzubewegen und wieder Abstand voneinander gewinnen. Sie wurden angesehen, befragt und kommentiert oder auch nicht angesehen.

Als »Neuerscheinung« in der Raamin-Presse war Goethes *Zauberflöte zweiter Teil* ausgestellt. Das Buch, lange angekündigt, war nun endlich da, in hellgraues Kalbsleder gebunden, schillernd, weich. Die Schwierigkeiten, die es bereitet hatte, waren vergessen, meine Aufmerksamkeit gehörte nicht mehr ihm, sondern dem *Traumalphabet.* Nach einer Woche kehrte ich heim, die *Zauberflöte* war vergriffen.

Während der nächsten Tage wurden im Museum für Kunst und Gewerbe in Hamburg die Vitrinen geöffnet. Die Bücher, aufgeschlagen und geschlossen, Druckstöcke, Werkzeuge und Fotos nahmen ihre Plätze ein. Alle anderen Vorbereitungen für die Ausstellung hatte ich bereits im Sommer während dreier Wochen hoch oben hinter den Ausstellungsräumen in einem »Stübchen« des Museums getroffen. Der Blick ging nicht auf eine Waldwiese, sondern auf den Hamburger Hauptbahnhof. Hierhin hatte ich sämtliche Vorarbeiten meiner bis dahin gedruckten Bücher gebracht und sie – begleitet von den da oben wie seltsame Musik klingenden, ständigen Lautsprecherdurchsagen in der Bahnhofshalle – sortiert. Hineingedacht in die zur Verfügung stehenden Ausstellungsräume, waren Zeichnungen, Bilder, Probedrucke und fertiggedruckte Doppelseiten von insgesamt vierzehn Büchern zusammengestellt, auf Pappen fixiert und gerahmt worden.

Die Vitrinen wurden sorgfältig verschlossen, die Ausstellung eröffnet, und in den folgenden Wochen wurde viel geredet. Am Telefon und nicht am Telefon. Und immer über »die alten Bücher«.

Das viele Reden machte müde.

Als ich dann endlich die Entwürfe für den Pharao und Christian Rosenkreutz unter dem Glas hervorholen konnte, war es Winter geworden. Das Jahr 1984 ging zu Ende, und ich machte mich zusammen mit dreizehn Träumern und ihren Träumen an die Auswahl der Schriften und auf die Suche nach dreizehn Bildern.

Von Schriften und Bildern

Winter 1984 bis Winter 1985/86

Im Schlafe hatte ich einen Traum... Der Entwurf für das Bild von Christian Rosenkreutz lag vor mir auf dem Arbeitstisch. Wie sahen Himmel und Erde aus in einem Traum, den einer Anno 1459 *im Schlafe hatte*? Welches »Weltbild« besaß dieser Träumer? Und in welchen Formen, in welchen Buchstaben würde ich seine Worte einfangen können?

Bevor ich mit der Suche nach den Bildern beginnen konnte, mußte ich für jeden Träumer die zu ihm passenden Schriften auswählen. Zunächst eine, in deren Eigenheit seine Worte, als Text gedruckt, würden hineinschlüpfen können wie in ein passendes Kleid – ein schmuckloses, schmales, ein strenges oder verspieltes, enges oder weites – und dazu dann die anderen, zwei oder drei, die sich, harmonierend oder Gegensätze schaffend, mit ihr zusammen im Bild zeigen würden.

Dadurch konnte ich mir im voraus einen Überblick verschaffen und eine Ordnung herstellen, an der die Bilder sich zunächst orientierten, auf die sie Rücksicht nehmen mußten, die aber durchaus noch wandelbar war. Einige Schriften sollten noch oft ihre Plätze wechseln.

Beim Experimentieren in den folgenden Wochen merkte ich, daß ich zuerst immer wieder nach den Schriften griff, die mir schon seit langem lieb und vertraut waren, zur *Garamond* zum Beispiel, zur *Walbaum* oder *Baskerville*. In diesem Buch aber sollten nun auch die anderen erscheinen, die ungewohnten und daher zunächst unbequemen. An das Verweilen-Müssen in den nicht so vertrauten Ecken der Setzerei vor den unbekannteren Kästen mußte ich mich erst gewöhnen. Eine *Charleston* zum Beispiel oder Schmuckversalien aus der *Koch-Antiqua* blieben mir lange fremd.

War ein alter Text in einer alten Schrift zu setzen oder sollte er durch eine moderne Form verfremdet lesbar und damit anders erlebbar gemacht werden?

Die Traumtexte von dem Pharao und König Nebukadnezar durften keinesfalls in *Fraktur*, wie man sie in Bibelausgaben zu lesen gewohnt ist, gesetzt werden. In meinem *Traumalphabet* sollten sie keine Bibeltexte im herkömmlichen Sinne sein, sondern wieder zu Träumen werden. Wie aber waren sie neu zu fassen?

Die Namen der vierzig Schriften, die im *Traumalphabet* verwendet wurden, habe ich eineinhalb Jahre später, als alle Arbeit getan war, auf die beiden letzten Seiten des Buches in ein Verzeichnis gedruckt. Einige von ihnen tauchen mehrfach auf – die Sympathien ließen sich nicht völlig unterdrücken –, und nicht alle in meiner Setzerei vorhandenen Schriften ließen sich in einem Alphabet aus dreizehn Träumen zueinander in Beziehung setzen. Das Reduzieren gehörte auch zum Auswählen. Das Sich-Beschränken.

Abbildung Seite 94.

Auch ihre Reihenfolge im Buch war zu beachten. Abwechselnd, von Traumtext zu Traumtext, sollte eine andere Form auftauchen, das Auge immer wieder neu angesprochen werden. So folgt zum Beispiel auf eine *Schwabacher* eine *Fraktur,* auf diese eine *Antiqua.* In der Mitte der Folge von dreizehn Schriften, an siebter Stelle, zeigt sich eine *Grotesk* und gleich darauf, verspielt und kapriziös, die *Cancelleresca Bastarda.*

Für Ionescos Worte habe ich die *Herold schmal* gewählt, eine Schrift wie geschaffen für seinen Traum, selbst tunnelhaft, eng und fett. Für Barths Dohlen und das Mädchengesicht, für das Wort »Weissagung« schien mir die kühle Klassik der *Bodoni* am geeignetsten zu sein. Seidels Traumtext brauchte etwas Hochbeiniges, Langgliedriges, Formen, in denen E. T. A. Hoffmanns Doppelgänger auf Zehenspitzen tanzen konnte, und er schlüpfte in die auffälligen Oberlängen und im Schriftbild beinahe polterig wirkenden Versalien der *Nicolas Cochin.*

Auf Seite 93.
Auf Seite 91.
Auf Seite 85.

In einer *Grotesk,* in der *Futura,* setzte ich zunächst Kerners Traum, wollte ihn »wie auf Storchfüßen« daherstelzen lassen, mager und karg. Doch dann wählte ich für sein »Stübchen« und das »Fensterlein«, für das ihn verhöhnende Hirschungetüm und zum Nachschlagen bei Linné das Gegenteil: die dicke *Oud Hollands,* die aber äußerst feine Haarstriche hat.

Auf Seite 79.

So war die *Futura* wieder frei geworden. Ich probierte in ihr Kaspar Hausers Worte und stellte diese, die man aus alten Ausgaben eigentlich nur in Fraktur gedruckt kennt, dadurch völlig auf den Kopf. Wörter wie »Frauenzimmer« oder »Beinkleider« lesen sich ganz neu in der modernen, serifenlosen Schrift. So gesetzt fallen sie erst richtig auf. Das wollte ich erreichen.

Auf Seite 81.

Als endlich die Entscheidung für die einzelnen Textschriften getroffen war, setzte ich die Träume nach und nach jeweils als Blocksatz und in konstanter Breite ab, die Eingangszeilen in Versalien, um auch diese für jede Schrift

Auf den Seiten 73, 75 und 79.

»musterhaft« im Ablauf vorzuführen, und außerdem, um nicht wie üblich durch ein Initial, sondern auf andere Weise ein »Initium« zu erreichen. In den gebrochenen Schriften, der *Alten Schwabacher,* der *Breitkopf-Fraktur* und der *Oud Hollands,* die als Versalsatz unschön und daher unerlaubt sind, erreichte ich die Betonung der ersten Zeile durch einen größeren Schriftgrad.

Später druckte ich alle dreizehn Traumtexte in einem ruhigen Blau, die Eingangszeilen rot, so daß sie im Buch immer in gleicher Höhe jeweils auf der linken Seite neben dem zugehörigen Bild stehen. Gewohnt, von links nach rechts zu wandern, kann so das Auge des Betrachters zunächst in einem »Schriftbild« den Traumtext lesen und dann zum Bild hinübergehen. Hier taucht das Wort – als Erinnerung in gewohntem Kleid und in den hinzugetretenen Formen – wieder auf und läßt einzelne Passagen oder Laute dieses Traums Gestalt annehmen.

Die dreizehn Doppelseiten aus blau-rotem Text und vielfarbigem Bild konnten im Buch jedoch unmöglich unmittelbar aufeinander folgen. Die Farben bedurften einer »Pause«, die Formen brauchten Raum. Sie müssen sich ankündigen und langsam entfalten können, um im Detail erfaßbar und nicht in rascher Folge, eine nach der anderen, verwirrend zu sein. Für die Schriften und Bilder mußte ich also eine »Architektur« schaffen, die die Wahrnehmung der einzelnen Elemente ermöglichen und dennoch aus der Vielfalt eine Einheit machen würde.

Das Umfassende, das Verbindende für die dreizehn Träume aus über dreitausendfünfhundert Jahren war das Alphabet. Die sechsundzwanzig Zeichen für die Laute unserer Sprache, die schon aufgesetzten Textseiten und die notwendigen Pausen im Zusammenspiel mußten die Säulen in diesem kleinen Buchgebäude sein. Wie sahen sie aus, wo waren sie aufzurichten und wie oft?

Pausen sind blau. Ich stellte zwei blaue Seiten, zwei große blaue Spiegel, ein wenig ins Grünliche gebrochen, in gleicher Größe zum Innehalten und Verweilen, zum Atemholen, jeder Text-Bild-Seite, jedem Satzspiegel voran. Sechsundzwanzig blaue Spiegel wie ein wiederkehrendes, fortlaufendes blaues Band, durch alle Farben und verschiedenen Größen der Bilder hindurch. Und diese blauen Spiegel belebte ich.

Auf die rechten Seiten setzte ich die Zeichen für die Laute unserer Sprache. Sie tauchten auf aus blauem Grund, in Weiß und Rot und Dunkelblau. Alle Figuren, die die Alphabete vorzuweisen haben, die Versalien und die Gemeinen zusammen mit den Ziffern, Mediävalziffern und auch Schmuckversalien, jeweils aus den Schriften, die ein Träumer in seinen Traum gezogen hatte. Alle diese Figuren erschienen jedoch nicht zeilenweise, schematisch hintereinander aufgereiht. Sie hatten begonnen, spielerisch Beziehung miteinander aufzunehmen, zu tanzen, das Alphabet vorwärts und rückwärts durchlaufend, Muster zu bilden und dabei Elemente aus den Bildern, in die sie eingedruckt waren, aufzugreifen, die Bilder gleichsam vorausspiegelnd. Es wurden Pyramiden, Bäume und Kreise, italienische Loggien und Tunnel sichtbar. Einmal auch ein Stern, der Stern auf dem Gewand des Mannes in Kaspar Hausers Traum.

Abbildungen dieser Schriftmuster auf den Seiten 68, 70, 72, 82, 92, und 80.

Auf die linken Seiten, zum unteren Rand des Spiegels hin, druckte ich die Namen und Lebensdaten der Träumer, in »ihrer« Schrift, in Weiß. Der Betrachter kann innehalten und versuchen, sich über die Namen und die Daten hineinzufühlen in die Zeit, sich einzustimmen auf das, was folgt. Auf diesen blauen Spiegeln links beginnt – jeweils aufs neue – »das kleine Drama jedes Traums«, zu verfolgen auf insgesamt vier Seiten. Man schlägt sozusagen dreizehn kleine Bücher auf, eins nach dem anderen, hineinverwoben in das große Buch, das Alphabet aus Träumen. Von A bis Z kann es durchwandert werden, von Träumer zu Träumer, in dreizehn Schriften. Denn jeder Träumer nimmt der Reihe nach zwei Buchstaben wie zwei große Initialen aus seiner Text-Schrift auf und trägt sie auf dem blauen Spiegel über seinem Namen, ebenfalls in Weiß. Über dem Pharao erscheinen A und B aus der *Vendôme,* über dem letzten Träumer, über Eugène Ionesco, aus der *Herold schmal* Y und Z.

Auf den Seiten 68 und 92.

Bevor sich die Architektur des Buches insgesamt bis hin zum Ledereinband, blaugrün gefärbt wie die Spiegel, aufgebaut hatte, vergingen Monate. Im frühen Winter 1984 beschäftigte mich zunächst nur das Bild für den Traum von Christian Rosenkreutz. Im Entwurf der Doppelseite hatte ich für den Text die *Alte Schwabacher* gewählt, und dabei blieb es. Das Bild selbst machte noch viele Verwandlungen durch, aber die erste Schriftform war von Anfang an die »richtige« gewesen. Etwa ein Jahr später, als das Bild endlich fertig war, kamen dann die anderen hinzu, die *Promotor* und die *Zierversalien.*

Abbildung Seite 66.

Auf Seite 73.

Ich zeichnete Puppen und Marionetten in mittelalterlicher Kleidung, schwebende Gottvaterfiguren mit Scheren in der Hand, vielfarbig. Papageno und Papagena aus *Der Zauberflöte zweiter Teil,* die ich in den beiden vergangenen

Abbildung Seite 54, b.

Jahren oft und oft gezeichnet hatte, drängten sich wieder auf und ließen mich nicht frei. Immer von neuem wollten sie sich beliebt machen. Der Hang zu Wiederholung und Gleichmacherei, der große Bruder des kleinen Druckfehlerteufels, versperrte lange Zeit den Weg.

Als ich nicht weiterkam, ließ ich den Traum des Christian Rosenkreutz beiseite und suchte nach Ideen für die anderen Bilder. Es gab keine Reihenfolge. Ein Bild tauchte auf, verschwand wieder und machte dem nächsten Platz, kam später zurück. Monate hindurch versuchte ich, die Träume aus verschiedenen Jahrhunderten in Bildern nachzuträumen. Anhand von Biographien, mit Hilfe überlieferter Daten, durch die Beschäftigung mit dem Umkreis und der Zeit der Träumer versuchte ich, mich ihrem Wesen zu nähern und ihre Träume in den Zusammenhang ihres Lebens zu stellen. Auf diese Weise konnte ich sie besser verstehen und die Traum-Bilder in meine Schrift-Bilder umsetzen. Das Wesentliche herauszuarbeiten wurde erst durch das langsame Vertrautwerden miteinander möglich.

Ich zeichnete und malte Bäume, Flügel, Räder und Köpfe, zog die Schubladen meiner Setzregale auf, nahm Buchstaben heraus, trug Satzschiffe hin und her und druckte Buchstaben, Sätze und Textblöcke in verschiedenen Farben auf transparente Folien. Ich zerriß die Bilder, setzte sie neu, mit immer neuen Bildelementen zusammen und legte Stücke von Textfolien über sie. Ich zerschnitt gedruckte Buchstaben und klischierte die so entstandenen Formen, um sie später druckbar zu machen. Entwürfe, wenn sie für mein Gefühl dem Traumbild näher gekommen waren, wurden fixiert und aufgehoben.

Foto Seite 50

Dann schnitt ich Bäume, Flügel, Räder und Köpfe in Holz oder Kunstharzplatten. Manches in Linoleum. Wie immer benutzte ich auch diesmal Buchsbaumhirnholz, wenn ganz besonders feine, freistehende Linien und differenzierte Raster entstehen sollten, und Kunstharzplatten, glatt glänzend, so dick wie Kacheln, die, genau wie das Linoleum, später auf Spanplatten geklebt werden, um in der Presse die gleiche Druckhöhe wie das Hirnholz und die Buchstaben zu haben, dann, wenn ich große Flächen mit sprenkeligen Rändern brauchte oder feine, gestochene Linien.

Fotos der Druckstöcke:
Seite 103 für Bettina von Arnim,
Seite 104 für Philipp Otto Runge,
Seite 105 für Georg Heym.

Seit Wochen sah mein Arbeitstisch aus wie überschneit. Die kleinen gelblichweißen Kunstharzstückchen, die abplatzen und durch die Luft springen, wenn das Material bearbeitet wird, hatten sich, eine dünne Schicht, über alles ausge-

Foto Seite 4

breitet, über Stiche, Zeichnungen und Transparentpapiere, mit denen ich die Zeichnung seitenverkehrt auf die Druckplatten übertrug. Dazwischen winzigklein die gerollten Späne, die der Stichel beim Stechen ins Holz herausgräbt, und die groben Schnipsel des Linoleums.

Auf dem Farbstein neben der Presse mischte ich mit weichen Spachteln Farben, füllte sie in kleine Dosen und tastete mich mit der Handwalze über Hunderte von Probedrucken an meine Bilder heran.

Foto Seite 64

Ich bedruckte probeweise verschiedene Papiere. Trug die viertausend Bogen handgeschöpftes Japanpapier »Hanakurabe Torinoko«, die ich leichtsinnigerweise schon bestellt hatte, auf den Boden, weil sich das Papier als zu dick und in der Oberfläche zu ungleichmäßig erwies. Ich fand ein leichtes, das auch als Blockband gebunden, noch »fallen« würde, das weich und dennoch so glatt war, daß die feinen Linien und Raster der Stiche beim Auflagendruck nicht verklebten. Es war ein Bütten, »geräuschlos«, wie es heißt, das für Theaterprogramme verwendet wird, um beim Nachschlagen die Dialoge auf der Bühne nicht zu stören. Die »Geräuschlosigkeit« würde auch meinen Träumen nützlich sein. Und so war es auch.

Blockband: Klebebindung, einseitig bedruckte Bogen, am Vorderschnitt gefalzt.
Die unterschiedlich groß bedruckten Flächen und die vielen Farben – ein Durchschlagen wäre kaum zu verhindern gewesen – schlossen Schön- und Widerdruck für das »Traumalphabet« aus.

Und ich suchte während dieser Zeit Porträts. Porträts der authentischen Personen, die in den Träumen, die ich ausgewählt hatte, erschienen. Sie wurden abgezeichnet und, in die Bilder hineinverwandelt, nachgestochen.

Ich fand unter Rembrandts Radierungen ein kleines Selbstporträt, geeignet für Runges Traum, und versah es später mit der Kopfbedeckung eines Hohenpriesters und dessen Brustschild mit zwölf Edelsteinen. Für Bettina von Arnim wählte ich Tischbeins Goethe, auf die Bank gelehnt, gemalt in der Campagna, und ein Altersporträt, eine Kreidezeichnung von Joseph Stieler aus dem Jahr 1828. Ich nahm für E. T. A. Hoffmann in Heinrich Wolfgang Seidels Traum den bekannten Stich nach einem Selbstporträt mit wirren Haaren, großen Augen und schmalem Mund. Und ich fand ein Bild der Stephanie von Baden, Kaspar Hausers Mutter, dem Buch zufolge, das ich über ihn las.

Auf Seite 75

Auf Seite 77

Auf Seite 85

»Kaspar Hauser. Das Kind Europas«, Stuttgart 1984.

An manchen Tagen aber habe ich das *Traumalphabet* beiseitegelegt und an meinem eigenen Text weitergeschrieben. Die Seiten, die auf Zypern entstanden waren – sie rochen noch nach Sand und Meer –, wandelten sich in weitere Fassungen, und lange nachdem aus allem ein Manuskript geworden war, suchte ich einen Verleger dafür. Wen interessierte der Bericht über den Tod und das Leben eines Menschen, der mein Bruder gewesen war? Als ich am späten Abend des Ostermontag 1985 einen Anruf bekam und mir – zwischen Träumen und Wachen – mitgeteilt wurde, daß mein Manuskript angenommen sei, hatte mein Text seinen Verlag gefunden.

»Der Tod meines Bruders. Die subjektive Wahrnehmung einer Familie«, Zürich 1985.

Außerdem las ich in dieser Zeit viele Bücher und bekam Besuche aus vielen Ländern. Eine Werkstatt ist fast ein Museum. Die Monate, so schien es, flogen vorüber. Im April verschickte ich die neunte Nummer der *Nachrichten aus Schenefeld,* um denen, die sich im voraus für die Bücher der Raamin-Presse interessieren und nach ihnen fragen, meinen 15. Druck zu beschreiben. Immerhin, beschreibbar war er schon geworden.

Mitte Mai lagen vier von dreizehn Bildern abgeschlossen vor. Ihre Platten waren gestochen – insgesamt elf –, die Formen für das Eindrucken der Buchstaben hergestellt – insgesamt zwanzig –, ihre Textseiten und Schriftmusterfiguren waren aufgesetzt. Und ich hatte beschlossen, sie schon in der geplanten Auflage von einhundertfünfundneunzig Exemplaren auszudrucken.

Fünftausend blaue Spiegel, inzwischen in einer großen Druckerei für das gesamte Buch vorgedruckt, lagen bereit. Wie vollgestopft mit Papier wirkte die kleine Werkstatt.

Während des Druckens war der Sommer vergangen, und ich reiste, ehe es in Hamburg wieder Herbst – und in Frankfurt schon wieder Buchmesse – würde, nach Malta. Einmal wollte ich noch richtig warm werden in diesem Jahr, in Norddeutschland ein immer selteneres Erlebnis.

Auf der Buchmesse hingen dann in der Koje ringsum an der schwarzen Wand die vier von dreizehn Träumen. Sie waren anzuschauen, ihr kleines Drama war auf vier Seiten nachzuerleben, sechs Tage lang. Links der Pharao, daneben Bettina von Arnim, dann Heinrich Wolfgang Seidel und zuletzt auf der rechten Seite Georg Heym. Es war Oktober 1985.

Abgebildet auf den Seiten 68 und 69, Entwürfe Seite 52, b, c und d, Zustandsdrucke Seite 53.

Die fetten Kühe, »aus dem Nil aufsteigend« vom Blau ins Grün der Weide, spiegeln sich mit roten und weißen Zeilen der *Vendôme,* verschwimmen und entfernen sich. Von den mageren Kühen ist der Schädel zu sehen, eine Ähre taucht auf. Über den Pyramiden, auf dem Rücken liegend, schwebt mumienhaft der träumende Pharao in Caput Mortuum. In »meinem Traum seines Traums«

war alles auf grauem Grundriß erschienen, wie auf einem Bauplan. Fundamente in der Wüste. In sie hinein stellte ich kurze Zeilen aus der *Alten Schwabacher* in sehr kleinem Grad, kompakte kleine Textblöcke in zweierlei Orange. Im Schriftmuster auf blauem Grund spiegeln sich, aus der *Wallau* gesetzt, blockartig klotzig, die Pyramiden. Der Traumtext zeigt sich in der *Vendôme*, unklassisch, unbiblisch, ein wenig fett und schwer und doch bewegt durch die leichte Schrägstellung und »Unregelmäßigkeit« dieser Schrift.

Goethe sitzt in Sonne und Regen, im ersten Grün, im Hintergrund des Bildes vor der blauen Mauer in Bettina von Arnims Traum. Gegenüber die Katze. In den Farben von Sonne und Regen schillert das Bild, ein Grün geht in die Figuren. Goethe hat sich selbst und nicht Bettina – wie sie es wohl gern gesehen hätte – gegenüber, zwillingshaft. Sie hörte seine Stimme, kletterte über die Mauer und sah ihn. Groß im Vordergrund erscheint der alte Goethe. Sein Kopf, kräftig, und dann – von derselben Platte gedruckt – noch einmal zart, versetzt daneben, die Augen neben den Augen, langsam übergehend ins Hellblau und Rosa-Braun der Umgebung. Die Katze. Die Katze, zu der sich Bettina »dort üben« wegen ihrer Augen setzen soll. Katzenaugen anstelle von Bettinas Augen blicken über die Mauer. Meine Katze hatte lange stillsitzen müssen, bis sie in Holz gestochen war. Und immer wieder die Katze. Zwölfmal erscheint das Wort im kleinen Grad der *Leibnitz-Fraktur* am rechten Bildrand, untereinander, fast wie ein Schimpfwort, Bettina nachgerufen, nicht enden wollend, unvergeßlich für sie. Waagerechte Zeilen aus der *Lutetia* erzählen in Grün und Rot Teile des Traums: »Da sah ich dich…« In die *Lutetia* kleidete ich Bettina von Arnims Worte. Eine *Antiqua*, um 1920 von Jan van Krimpen entworfen, unverwechselbar schön wie alle seine Schriften, fast ein wenig überzüchtet, klassisch, kühl. Anfang der achtziger Jahre war sie, neu gegossen, zusammen mit anderen aus der Schriftgießerei Joh. Enschedé in Haarlem nach Schenefeld gekommen. Auf dem blauen Spiegel zeigt sie sich in einem strengen Viereck, nimmt den Hintergrund des Bildes auf, die Mauer.

Abgebildet auf den Seiten 76 und 77, Entwurf Seite 57, a, Zustandsdrucke b, c und d.

Der Doppelgänger, die Fratze, E.T.A. Hoffmann ähnlich, gespenstisch, mit langen Fingern, Backenbart und zerrissenem Buckel, aus dem die Kleie rieselt, springt, hüpft, auf einem Bein, aus schwarzem Grund, in Heinrich Wolfgang Seidels Traum, steht weißlich grün auf einer Zehenspitze auf der roten Pagina aus

Abgebildet auf den Seiten 84 und 85, Entwurf Seite 62, a, Zustandsdrucke b, c und d.

der *Nicolas Cochin kursiv.* Mit ihr kommen E und T und A, tanzen zersplittert über das Bild in Schwarz und Rot, zerschnittene Versalien aus der *Vendôme.* Den wahren E. T. A. Hoffmann sieht man unscharf, verzerrt, wie hinter einem Vorhang, und doch spukhaft den Betrachter fixierend, von unten links, linear weiß im Schwarz. »Moderato, Liebster, moderato«, wird dem Besucher im niedrigen Zimmer in einem der alten Häuser, »im Berlin von 1815«, von der Fratze zugerufen. Aber er kommt nicht zur Ruhe. Das ahnt der Betrachter des blauen Spiegels auf der vorhergehenden Seite voraus. Hier wird ihm die scharfe Diagonale gezeigt, die das Bild durchtrennt, die Unruhe, die Bewegung, in der Anordnung der sechsundzwanzig Zeichen unserer Sprache.

Abgebildet auf den Seiten 88 und 89, Entwurf Seite 63, a, Zustandsdrucke b, c und d.

Rechts neben Seidels E. T. A. Hoffmann-Traum der Traum von Georg Heym. Über die Baumkronen am See rast der Luftballon, rot, mit der Gondel. In den Stricken springt der Mann. Das aufgerissene Auge des Wahnsinnigen erscheint links über den Bäumen im aufgerissenen Himmel. Der Knabe schiebt sich hinter dem Wald hervor und zeigt seine verletzte Hand. Teile des Traums sind in der *Walbaum,* aus der auch der Traumtext gesetzt ist, über das Bild gezogen, blaugrün unleserlich ins Grün gedruckt. Das »auge« des Wahnsinnigen erscheint nochmals im Vordergrund des Bildes. Zerschnitten, in drei Schichten – weiß und grau und blau – aus Gemeinen der *French-Antique* in sehr großem Grad. Im Baumgeäst erscheint ein großes W, die Blutspur, die der (W)ahnsinnige zeichnete.

Das Schriftmuster zu Georg Heyms Traum stimmt ein in die Transparenz des Bildes, in die Durchsichtigkeit der winterlichen Landschaft, des vereisten Sees, in die man durch das Wort »auge«, gedruckt wie transparente Scheiben, blickt. Auf dem blauen Spiegel erscheint die *French-Antique* weiß und groß hinter dunkelblauen Zeilen aus der *Walbaum* und *Noblesse.* Ein g springt »aus den Zeilen«, dem Betrachter entgegen, ein Au(g)e in Rot.

Ich schrieb Vorbestellungen für mein *Traumalphabet* in ein kleines Buch mit leeren Seiten und dachte während der sechs Messetage viel an die neun Bilder, die noch zu finden waren und von denen es bisher nur Skizzen gab. Neun Träume mußten noch oft nachgeträumt werden.

Und so hatte der zweite Herbst mit dem *Traumalphabet* begonnen. Ich bezog meinen Platz am Arbeitstisch vor dem Fenster. Das Porträt von Stephanie von

Baden mit Schleifenhut und Spitzenkleid lag, in Holz gestochen, neben mir. Wo aber war ein Schlüssel zu finden, um die Tür zu öffnen, die den Zugang versperrte zu Kaspar Hausers Farben? Ich hatte keine Ideen für sie, ich sah sie nicht.

Eines Tages kam Stephanie auf mich zu, ich sah sie auf der rechten Seite, ihr Gesicht gestochen scharf, nah, den Hut, die Spitze am oberen Rand des Kleides. Die übrige Figur verschwamm und ging in Schriftform über, in gedruckte Wörter. Sie wollte sprechen, aber dazu kam es nicht. Dieser Vorgang, auf den der Träumer sehnlichst wartet, wird unterbrochen, die Laute, aus denen sich das Wort »sprechen« bildet, die einzelnen Buchstaben in einer *Egyptienne,* gruppieren sich um Stephanie, getrennt voneinander, das Wort unvollständig, groß und laut, ein sich wiederholendes Echo. Der Herr im schwarzen Frack mit den schwarzen Beinkleidern, den Stern an seiner Seite – zu sehen auf Porträts aus Kaspar Hausers Zeit –, folgt der Frau ins Zimmer, die Tür bleibt offen. Er steht bedrohlich neben ihr, im Bilde links, hält sie zurück, schließt ihr im Traum den Mund und zieht sie schließlich mit sich fort. Der Traum kommt in Bewegung. Der Träumer versucht aufzustehen, dann zu folgen, aber *der Herr lief mit dem Frauenzimmer, was er konnte, und ich erwachte in demselben Augenblicke.*

Abbildung Seite 58, a, das fertige Bild Seite 59.

Der Fluchtpunkt für die Perspektive des angedeuteten Zimmers liegt im Schwarz hinter der Tür, im Nichts, in das man blickt, das alles anzusaugen, zu verschlingen scheint. Hierhin vermochte der Träumer nicht zu folgen – er erwachte.

Wie sah das Zimmer aus? Braun oder grün oder vielleicht blau? Ich druckte viele Proben. Dann schnitt ich den ersten Herrn im Frack, der zu plump und steif geworden war und für den Betrachter nicht beängstigend genug, auf einer Platte weg, versuchte auf einer neuen einen anderen, schob ihn, wirklich schwarz, neben einen Druck des Porträts in zartem Grün. Dann setzte ich Gelb in Stephanies Hut, ein Rosa auf die Stirn, dies wiederkehrend in die sich stark verjüngenden Quadrate auf dem Zimmerboden. Dieser Farbklang erinnerte mich an Kaspar Hausers eigene Bilder, von denen ich Farbreproduktionen kannte, an jenen Früchtekorb, Helene von Dobeneck gewidmet, ein Aquarell, ein Albumblatt. Schwarz war der Korb, ein fast abstraktes Gitter vor den gelben, zartgrün und blau und rosa Früchten. So also waren Kaspar Hausers Farben, so könnte auch sein Traum nachgeträumt werden. Es fehlten nur noch die Zwi-

Zustandsdrucke auf der Seite 58, b und c.

schentöne. Ich druckte sie in Schriftzeilen aus der *Futura* und in einzelne tanzende Buchstaben aus den *Open Kapitalen – trug er einen Stern* – zum Grau und Schwarz der *Egyptienne*. Das Bild war da, zu drucken in zehn Farben.

Abgebildet auf den Seiten 80 und 81.

Der Text aus der *Futura* war aufgesetzt, in ihr und in den anderen Schriften für Kaspar Hausers Traum erscheint der Stern des Mannes auf dem blauen Spiegel. Chiffre für den, der sie zu lesen vermag, Erkennungszeichen für die Hintergründe dieses Traums.

Die Auflage für dieses Bild druckte ich später. Damals durfte die Annäherung an die anderen Bilder nicht mehr unterbrochen werden. Ich mußte endlich weiterkommen.

Draußen zog der Herbst vorbei. Der Bambus vor dem Fenster wurde langsam grau, die Büsche hatten ihre Blätter fallengelassen, und ich konnte von meinem Platz am Tisch aus wieder die Straße sehen. Das würde einen ganzen Winter lang so bleiben.

Eine neue Druckpresse war in die Werkstatt gekommen, die alte hatte durch enge Türen mühsam das Haus verlassen. Eine neue Presse bedeutet für eine kleine Druckerei immer ein Fest. Waren am Abend Freunde gekommen, damals? Der Kalender ist nicht ordentlich geführt, und Tagebücher schreibe ich nicht.

Acht Träume waren mir noch nicht gelungen. Ich stellte sie mir vor, nachts mit geschlossenen Augen, tagsüber mit dem Blick durch die Lupe auf einen der Druckstöcke oder darüber hinweg in eine herbstliche, eine winterliche Welt.

Ich begann mit dem einen, mit dem anderen und dann wieder mit demselben, von neuem. Ich sah Kerners Hirsch in einem runden Ausschnitt wie durch ein Fernglas, hinter dem Fensterkreuz, weit entfernt. Ich schnitt einige Platten für diese Version – und dann sah ich ihn wieder anders. Bei offenem Fenster, hinter wehendem Vorhang, nahe im Grün, dann das Muster auf dem Vorhang. Die alten Druckplatten wurden beiseitegelegt und neue gestochen.

Das kleine Mädchen, in das sich die Taube in Carl Gustav Jungs Traum verwandelt, hoch oben im Turm eines Schlosses, erschien bald rechts, bald links, im Profil, eine winkende Hand. Die Taube groß und dann wieder sehr klein. Ich malte den Turm von außen weit im Land, und später das Geschehen in ihn hinein, den Turm von innen. Über vier Aquarelle träumte ich mich zunächst an das Bild heran, das ich später als achtes auf Seite 37 in das *Traumalphabet* druckte.

Abbildung der Aquarelle auf Seite 60, das fertige Bild auf Seite 61.

Viele meiner Überlegungen konnte ich erst – durch eine Druckplatte sichtbar gemacht – beurteilen. Wie viele Platten waren noch zu stechen? Das Ende des Weges, auf den ich mich vor mehr als einem Jahr gemacht hatte, war nicht abzusehen. Auf Fragen, wann das Buch fertig werden würde, antwortete ich nicht.

Aber es gab noch anderes in jenen Tagen. Das Buch über den Tod meines Bruders war im Oktober erschienen. Es kamen Briefe von mir bekannten und mir nicht bekannten Menschen. Auch sie begleiteten mich durch die Wochen, durch den Winter, in dem aus Bildfetzen, Folienstückchen und den Stapeln verschiedenster Andrucke zuerst weitere sechs und dann die beiden letzten Bilder entstanden und endlich für den Auflagendruck bereitlagen.

Wie eine Erscheinung war Rembrandt mit der Kopfbedeckung und dem Brustschild über Runges *Morgen* aufgestiegen, schwarz. Des Träumers eigenes Bild erschien, machte dann dem großen und verehrten Meister Platz. Nur noch ein Teil von dem gemalten Rahmen ist zu sehen, und jetzt umfaßt er ein anderes Bild: die Szene im Atelier, den traurigen Rembrandt von hinten vor der Staffelei. Mehrere »R« in verschiedenen Formen springen über das Bild. Die Signatur des Meisters ist zweimal untereinander in der *Breitkopf-Fraktur* rechts an den unteren Rand des Bildes gedruckt, blau.

Abgebildet auf den Seiten 74 und 75, Entwurf Seite 56, a, Zustandsdrucke b, c und d.

Die Pagina – in Runges Bild die 21 – steht, wie mit einer Feder gezeichnet, in der exzentrisch gekünstelten Form der *Koch-Antiqua,* links hochgerückt im Bild über dem sich auflösenden Rahmen, in Blau, korrespondierend mit den zwei Zeilen und den zwei blauen Buchstaben aus der *Breitkopf,* mit Rembrandt, Rembrandt, R und R.

Der Stand der Pagina, ihre Farbe und Form, ist in jedem der dreizehn Bilder, auf jedes einzelne bezogen, anders. Aufleuchtend, augenfällig oder gedämpft, irgendwo, erst zu suchen, ist die Pagina immer Teil der Bildkomposition und zeigt gleichzeitig die Ziffernform der Alphabete. Nur nebenbei übernimmt sie die Aufgabe, die sie sonst im allgemeinen hat: die Aufgabe des Ordnens und Seitenzählens.

Ins Grün der Waldwiese ist Kerners Hirsch getaucht. Er stelzt auf seinen Storchfüßen, fremd und rot, über schwarze Buchstaben aus der *fetten Antiqua* und der *Noblesse licht* so hinweg, als wolle er dem Träumer und sich selbst beweisen,

Abgebildet auf den Seiten 78 und 79.

was er dennoch sei: ein Hirsch. Die Gardine vor dem Fenster weht im Wind, Zeilen aus der *Oud Hollands* bewegen sich mit, über die Gardine hinaus ins Grün und Grau, in ihr selbst stehen einzelne Buchstaben aus der *Romana licht,* Storchfüße in Rot. Vorweg, auf dem blauen Spiegel, weht die geteilte Gardine.

Abgebildet auf den Seiten 82 und 83.

Der Renaissancestuhl, von dem aus Jung in seiner Loggia am Turm träumte, erscheint groß und gelb zwischen den Säulen vor der Balustrade, die zusammen mit dem Mädchengesicht und der Taube in die Farbe des Tisches getaucht ist, smaragdgrün. Groß, schwarzblau in der *Domino* stehen die zwölf Toten senkrecht in das Bild gedruckt, aus der *Cancelleresca Bastarda* erklingen in den Gängen die Stimmen der spielenden Kinder. Sie hallen nach. Die *Fontanesi* greift sie auf, zwischen den Säulen: »Loggia«, »gia«.

Abgebildet auf den Seiten 86 und 87.

Räder rollen über Kafkas Bild. Alle Figuren in seinem Traum bewegen sich auf Rädern. Auf abschüssiger Straße rasen sie auf den Träumer zu. Auf einem Dreirad der Mann ohne Augen, die dunkel verhüllten Figuren zusammen mit dem Jungen auf dem Leiterwagen. Später wird auch der Träumer auf dem Dreirad fortgezogen, *immer weiter und weiter.* Und der, der ihm entgegen und zu Hilfe kommt, verbirgt sich *hinter einem schwarzen ausgespannten Stoff.* In fetter Schrift, *Block schmal,* zieht er sich vor das Bild, unsichtbar bleibt der Unbekannte, *dessen Verborgenheit geachtet werden soll.*

Abgebildet auf den Seiten 90 und 91.

Aus einer braunen Fläche gliedert sich der Dohlenflügel in Barths Traum. Auf der linken Seite reißt sie auf, das Mädchengesicht schiebt sich hervor, lächelt und bleibt doch verborgen. Über allem steht in der *Bodoni* die »Weissagung«, unter dem großen, aus dem Gesicht herausgelösten Auge des Mädchens *Ich weiß nicht* in der *Bodoni kursiv.* Der prophetische Vogel fliegt in der *fetten Antiqua,* hellblau, im »Schwalbenblau seines Gefieders«, quer über das Bild. Flügelformen, dreiekkige Schwingen zeigen sich in der *Bodoni* auf dem blauen Spiegel.

Abgebildet auf den Seiten 92 und 93.

Auch Ionescos Tunnel konnte ich jetzt endlich sehen. Den sonderbaren Dorfbahnhof oben links in Rot, die Bäume, die Landschaft wie ein hellgrüner Kranz um das Dunkel gelegt. Der Tunnel zieht den Träumer und Betrachter aus dem Licht in seine Finsternis. Zeilen aus der *Herold schmal,* überdruckt mit Versalien der *French Antique,* bilden eine Fläche, grünschwarz, blauschwarz, tunnelhaft. Der Schienenstrang verschwindet im Dunkel, der weiße Zug, *ich steige ein,* fährt ein.

Allen sechs Bildern hatte ich Schriftmuster-Figuren gebaut, ihre blauen Spiegel »spiegelten«, fast alle Säulen meines kleinen Buchgebäudes waren also aufgerichtet. Vier fehlten noch. Acht Doppelseiten, zwei kleine Bücher in dem großen Buch.

In den Tagen nach Weihnachten, den zwölf »zwischen den Jahren«, gelang mir endlich, was ich vor mehr als einem Jahr zu suchen begonnen und dann für lange Zeit beiseite gelassen hatte: das Bild für Christian Rosenkreutz' Traum.

In der *Schedelschen Weltchronik*, erschienen 1493, fast hundert Jahre vor der Geburt von Valentin Andreae, hatte ich ein »Weltbild« für diesen Nachträumer entdeckt. Ich nahm es auf, sah die Erde von außen, eine runde Scheibe, mit Bergen und *dem weiten Tal*. Um sie herum bewegen sich in Sphärenkreisen, blau und rot, Sonne, Mond und Sterne. Die Hand des Schöpfers ist links aus dem Kreis gerückt, der alte Mann verschwunden. Doch seine Schere fliegt, getrennt und abstrahiert von ihm von rechts nach links, groß über das Bild. Die Menschen sind zur Schar geworden, schemenhaft allgemein, kein einzelner ist mehr zu erkennen, kein Gesicht.

Abgebildet auf den Seiten 72 und 73, Entwurf Seite 54, c, Zustandsdrucke Seite 55.

Papageno und Papagena hatten sich, mittlerweile heftig gestört durch elf Traumbilder, endlich verabschiedet.

In der *Alten Schwabacher* war der Traumtext aufgesetzt, und ich ließ diese, weiß gedruckt, ein Stück des Textes in das helle Grün der Berge tragen. Auch die Wörter *Himmel, Erde, Kopf,* und *Faden,* die das Geschehen des Traums bestimmen, stehen in der *Alten Schwabacher* wie strenge Wächter um den Kreis. Und dennoch – der Traum birgt größten Ernst und größte Heiterkeit zugleich, der Träumer hat »an dem Gepurzel seine helle Lust« – tanzen Schmuckversalien mit, eigenartige Gebilde, die zuunterst aus einem alten Regal hervorgekommen waren. Ich suchte ihren Namen, blätterte in alten Musterbüchern, ohne ihnen zu begegnen. In meinen Schriftatlanten fand ich sie nicht abgebildet, und auch kundige Freunde kannten sie nicht. Wo mochten sie hergekommen sein? Für Christian Rosenkreutz erschienen sie aufs neue. Einzelne Zeilen der *Promotor* durchschneiden wie eine Schere den Kreis und gehören durch ihre »unklassische Form« der heiteren Seite des Traums an. Schon im blauen Spiegel, auf der Seite vor dem Bild, zeigt sich der Kreis, auch hier gehalten, balanciert von waagerechten Zeilen.

Das Bild für Christian Rosenkreutz' Traum war als vorletztes entstanden. Und so fehlte noch das dreizehnte, im Buch an zweiter Stelle.

Abgebildet auf den Seiten 70 und 71.

Zusammen mit der *Romulus,* in der ich schon den Traumtext gesetzt hatte, und den zertrennten Zeilen aus der *Charleston* hatte ich es endlich in den ersten Wochen des Jahres vor mir und träumte es hinein in mein Alphabet, an seinen Platz: das Bild für den König Nebukadnezar. Orange erscheinen aus der *Festival-Text* im letzten Druckvorgang die »Heiligen« und die »Wächter«, die Bestimmer dieses Traums, quer auf dem Dunkelblau, von dem der Träumer, weidend an Ketten, umgeben und in dem er in seinem beängstigenden Traum wie in einem Grab gefangen ist. Der Baum, von dem er träumt, taucht vorher auf, im blauen Spiegel dunkelblau, aus Buchstaben der *Romulus.* Drei Druckstöcke, vier verschiedene Druckformen für die Schriften, also sieben Farben, brauchte ich für dieses Bild.

Und als ich den dritten Druckstock für Nebukadnezars Traum, den letzten für das *Traumalphabet* überhaupt, gestochen hatte, ging der Winter zu Ende, es war Fastnacht, der 11. Februar 1986, und ich zählte einhundertsiebzehn Farben, die – jede einhundertfünfundneunzigmal – noch zu drucken waren. Einhundertsiebzehn Tage mußten noch vergehen, ehe das *Traumalphabet* fertig war.

Jeden Morgen band ich meine dunkelblaue Schürze um, paßte einen neuen Druckstock oder eine neue Schriftform in die Presse ein, schnitt Zurichtungen und druckte eine weitere Farbe.

Mit Zurichtungen – Gebilden aus übereinandergeklebten, gerissenen oder geschnittenen Formen aus verschieden starkem Papier, die bei jedem Druckvorgang unter den Bogen geschoben werden – läßt sich der Druck der Form manipulieren, »in der Hand haben«, entweder verstärken oder verringern. So entstehen Farbverläufe, die ich oft, in den Flächen und auch in den Wörtern, brauchte. In Kaspar Hausers Traum kann so im Wort »sprech« das Grau in s und p kräftig sein, sich über r und e zum c hin fast auflösen, den Papierton durchschimmern lassen und im h wieder Halt finden, erneut kräftig werden. Die blaue Mauer, hinter welcher Goethe sitzt, ist – so gedruckt – nicht tote Fläche, sondern kann »in Sonne und Regen« bald heller, bald dunkler erscheinen.

Zurichtungen im Zusammenspiel mit der Farbmenge, die ich, mit Transparentpaste angereichert oder nicht, auf die Walze gebe, machen aus dem mechanischen Vorgang des Druckens einen aufregenden und – wenn er gelingt – beinahe belustigenden Seiltanz, ohne Trikot und Publikum vorgetragen, nur in blauer Schürze und mit zwei Augen, die ständig alles überwachen.

So gingen die Wochen vorüber. Abends schob ich die zum Trocknen ausgebreiteten Bogen zusammen und legte den Papierstoß für den nächsten Morgen auf der Ablage neben der Presse zurecht. Auf einem Zettel an der Steckwand wurden die Tage mit Strichen gezählt.

Einhundertsiebzehn Tage, die Wiederkehr von einer Reise und das Erscheinen des *Traumalphabet*

Frühjahr 1986 bis Herbst 1986

Aus den einhundertsiebzehn Kalendertagen wurden einhundertdreiunddreißig. Manchen Tag habe ich ohne Drucken verbracht, habe aus dem Fenster geschaut oder bin in den einzigartigen Frühling, der lange auf sich warten ließ und dann in weniger als drei Tagen die Erde zum Erblühen brachte, hinausgelaufen. Trotz aller Warnungen. Das Ereignis von Tschernobyl – wer hätte sich ihm entziehen können? –, der Frühling und mein *Traumalphabet* verwoben sich zu einer beinahe grotesken Wirklichkeit. Das *Traumalphabet* wurde mir zum Apfelbäumchen, das – trotz allem – heute zu pflanzen war.

Und es wurde fertig.

Am 21. Juni, am Tag der Sommersonnenwende, wo ich beginnen wollte, den Sommer zu begreifen, und es nach dem Kalender schon wieder auf den nächsten Herbst und Winter zuging, druckte ich die letzte Farbe, ging der letzte Bogen des *Traumalphabets* zum letztenmal durch die Presse.

Fotos der Satzformen für die Schriftmuster von Seidel Seite 2, Nebukadnezar Seite 3.

Abgebildet auf Seite 67.

Abgebildet auf den Seiten 94 und 95.

Ich hatte insgesamt etwa siebzig Druckstöcke gestochen und geschnitten, über fünfzig verschiedene Formen hergestellt, um die Schriften und einzelnen Buchstaben in verschiedenen Farben in die Bilder drucken zu können. Ich hatte dreizehn Traumtexte gesetzt, die dreizehn »Zwischentitel« für jeden Träumer mit den großen Initialen und neununddreißig Formen für die dreizehn Schriftmuster auf den blauen Spiegeln gebaut. Ich brauchte einen Doppelseitentitel, ein Schriftenverzeichnis und ein Impressum. Und ich hatte alles in mehr als zweiundvierzigtausend Druckdurchgängen gedruckt. Die Probedrucke habe ich nicht gezählt.

Von all dem war Abstand zu gewinnen. Auch räumlich.

Ich schrieb die zehnte Nummer der *Nachrichten aus Schenefeld,* in der ich das Erscheinen des Buches für den Herbst ankündigte, und verschickte sie. Dann deckte ich ein altes Laken über die Presse, um sie vor dem Einstauben zu schützen, und reiste nach Italien.

Das *Traumalphabet* hatte ich wie bisher alle anderen Bücher, die eines Tages fertig geworden waren, zu Christian Zwang in seine Werkstatt gebracht. Der Rest, der schwierige Ledereinband, war seine Sache. Alles Notwendige war besprochen und ausprobiert, das Leder und die Prägeplatte für die beiden Deckel vor Monaten bestellt. Leute, die herumstehen, Fragen stellen oder sogar zuschauen wollen, mag er nicht.

In einem toskanischen Garten, in dessen alten Bäumen, hoch oben in den Ästen, morgens und in der Stunde der abendlichen Schatten, die Laubfrösche quakten, durch den die ersten Herbstnebel zogen und in den vormittags manchmal heftiger Regen fiel, um gleich darauf der Sonne Platz zu machen, verbrachte ich drei Wochen und schrieb an einem neuen Text.

Erschienen unter dem Titel: »Fabels Veränderung«, Zürich 1987.

So rückte die Beschäftigung mit dem Ereignis, das sich am vierten Tag der Reise abgespielt hatte, langsam in den Hintergrund. Und heute, im Jahr 1988, die Bibliogenie des *Traumalphabets* überhaupt schreiben zu können, verdanke ich der Tatsache, daß ich damals, von anderen aus dem Meer gezogen, den Strömungen entkommen bin.

Während dieser drei Wochen waren die Träume, die Buchstaben und Bilder weit entfernt, zurückgelassen in einer anderen Welt.

Und dann, kurz vor der Buchmesse im Herbst 1986, erschien das *Traumalphabet.* Sein blauer Ledereinband, geprägt mit Alphabetquadraten, hatte aus den zweiundsechzig losen Seiten ein Buch mit fingerbreitem Rücken gemacht, ein dreidimensionales Gebilde, das man in die Hand nehmen, aufschlagen und umblättern kann.

Nach meiner »Italienischen Reise«, zurückgekehrt in die alte Welt, habe ich es aus Christian Zwangs Werkstatt geholt, jedes Exemplar durchgesehen, numeriert und signiert. Und dann mußte ich mich davon trennen. Alle einhundertfünfundneunzig Exemplare waren vorbestellt. Sie wanderten in die Welt, in dreihundertneunzig Hände.

Ich habe das *Traumalphabet* zu einem Stück Vergangenheit werden lassen, um weitermachen zu können. Seine Bibliogenie aber ist Teil meiner Biographie – vom Herbst 1984 bis zum Herbst 1986.

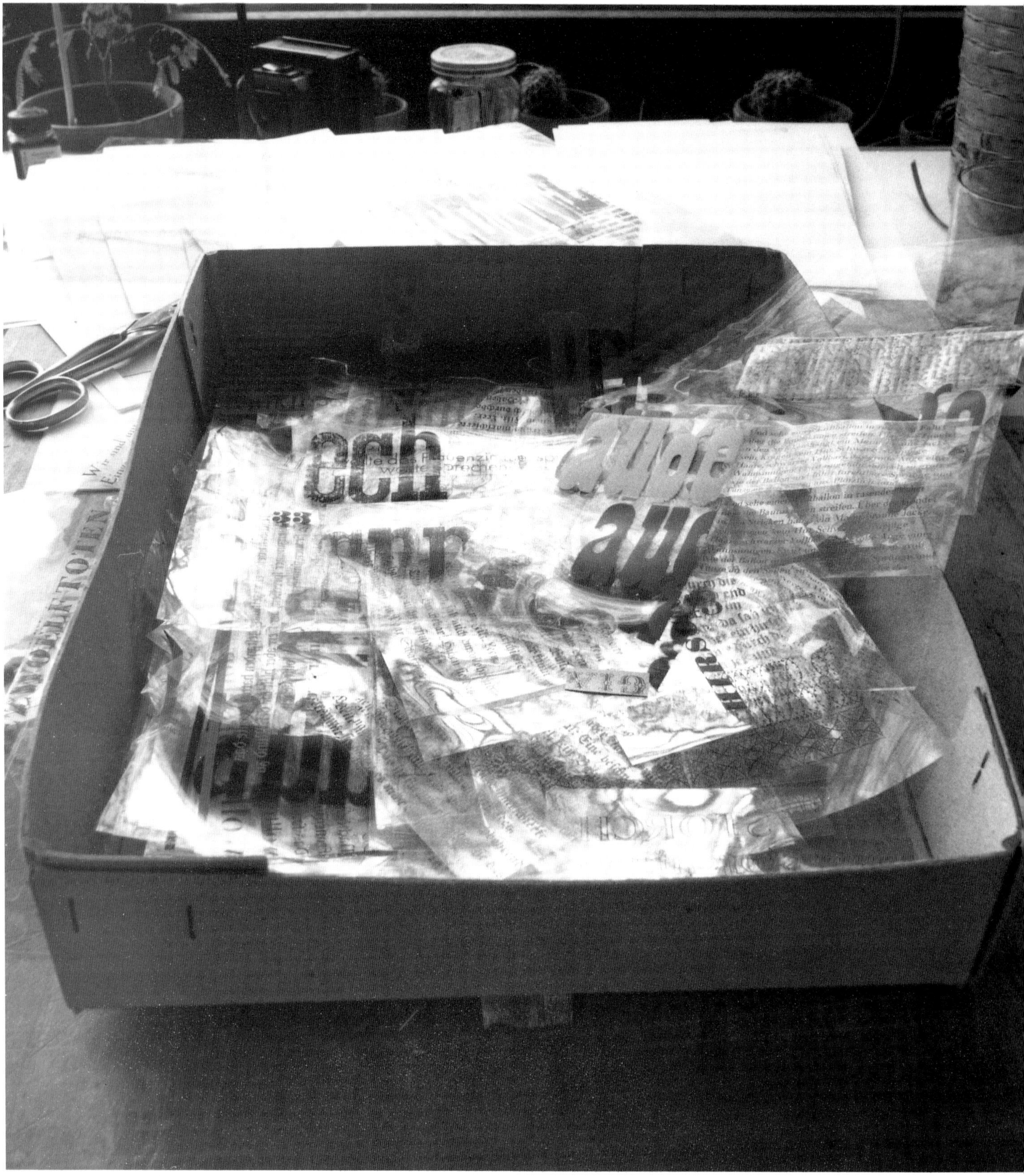
cch
auge
aug

Abbildungen erster Teil

Entwürfe und Zustandsdrucke
für acht der dreizehn Bilder

Pharao 1. Bild

Links:
a Vorentwurf Doppelseite
b–d Weitere Entwürfe

Rechts:
a–f 1.–5. und 8. Zustand, insgesamt elf Farben, Abbildung der beiden Doppelseiten Seite 68 und 69

Die Träume des Pharao

Und nach zwei Jahren hatte Pharao einen Traum, wie er stünde am Nil, und sähe aus dem Wasser steigen sieben schöne, fette Kühe; die gingen auf der Weide im Grase. Nach diesen sah er andere sieben Kühe aus dem Wasser aufsteigen; die waren häßlich und mager, und traten neben die Kühe an das Ufer am Wasser. Und die häßlichen und mageren fraßen die sieben schönen, fetten Kühe. Da erwachte Pharao. Und er schlief wieder ein, und ihm träumte abermals, und er sah, daß sieben Ähren wuchsen aus einem Halm, voll und dick. Darnach sah er sieben dünne Ähren aufgehen, die waren vom Ostwind versengt. Und die sieben mageren Ähren verschlangen die sieben dicken und vollen Ähren. Da erwachte Pharao und merkte, daß es ein Traum war.

ca. 1600 v. Chr.

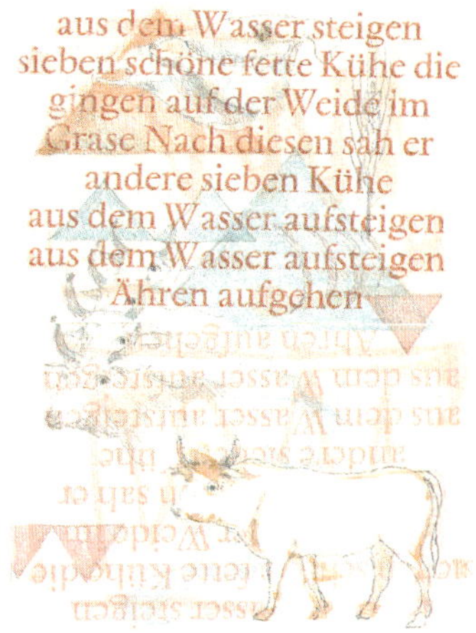

a

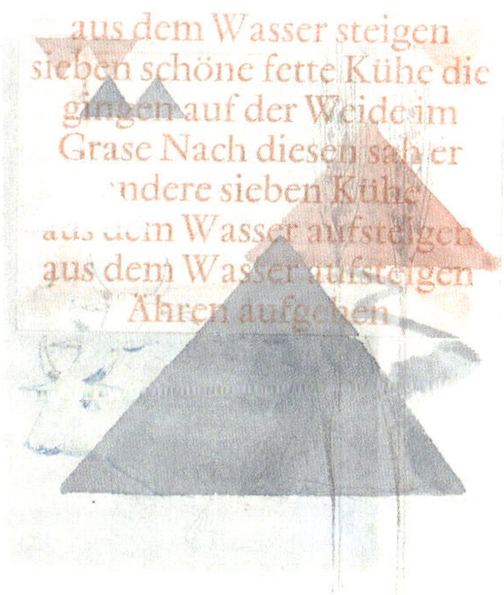

b

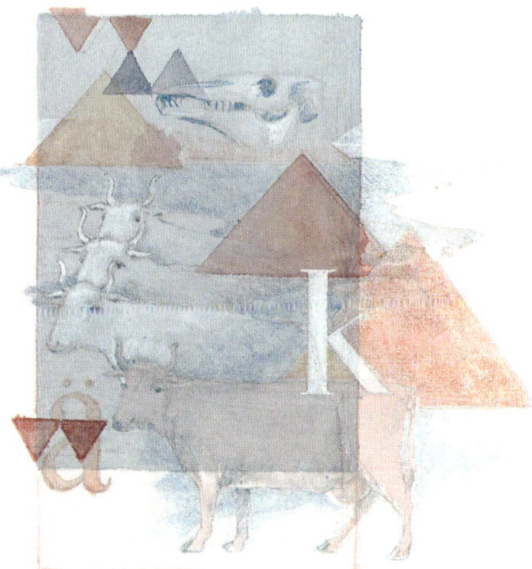

c

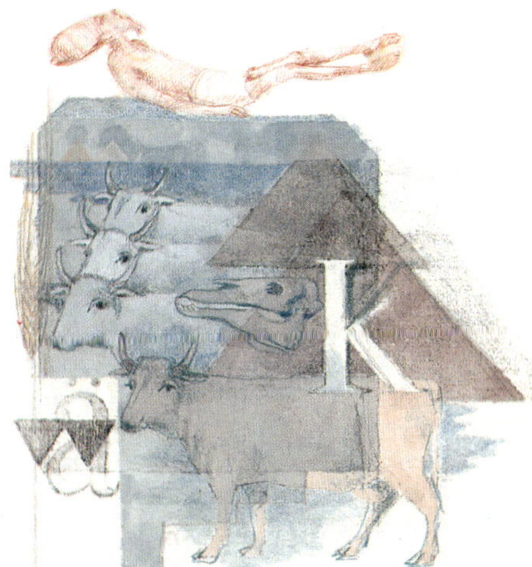

d

a

b

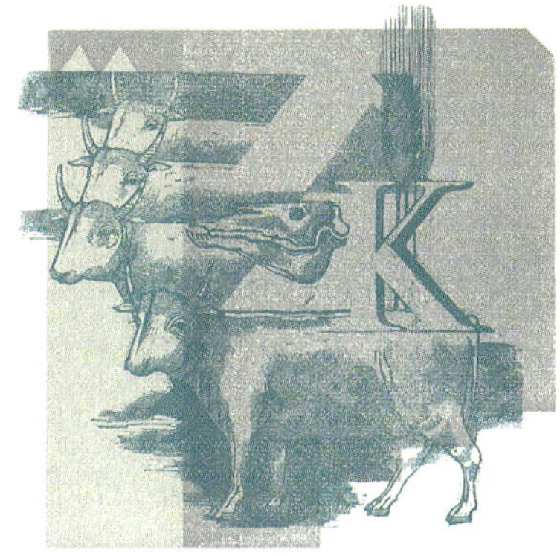

c

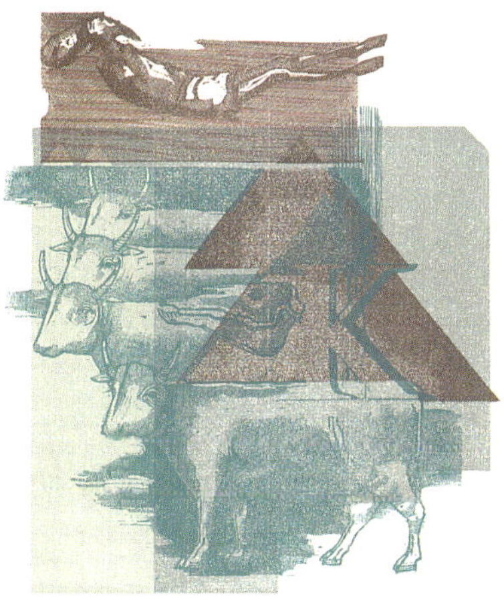

d

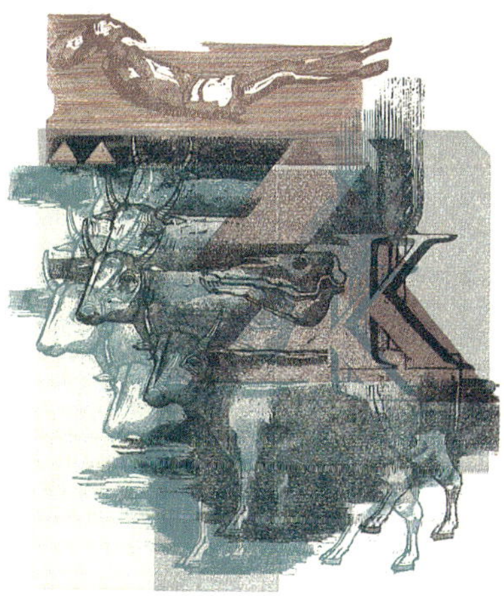

e

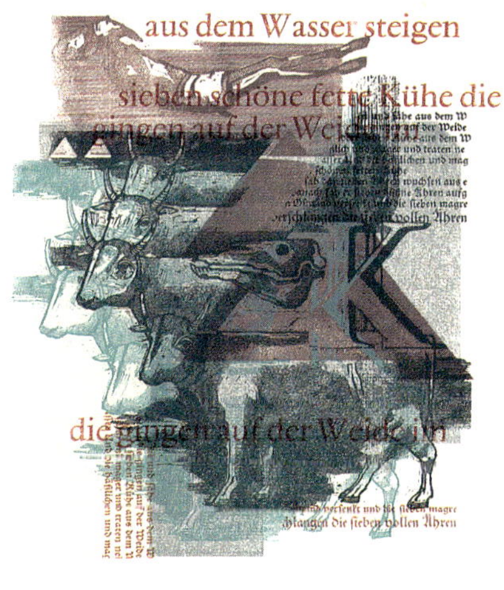
aus dem Wasser steigen
sieben schöne fette Kühe die
gingen auf der Weide
die gingen auf der Weide im

f

Christian Rosenkreutz 3. Bild

Links:
a Vorentwurf Doppelseite
b erster farbiger Bildentwurf
c letzter Entwurf

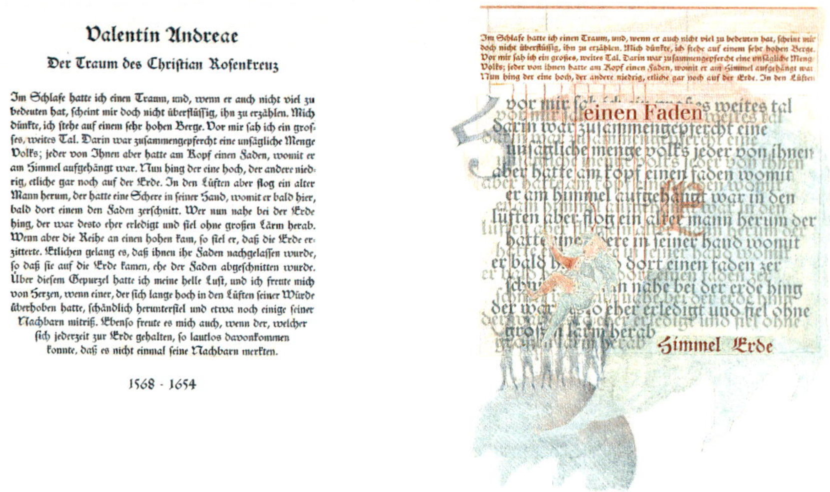

Valentin Andreae

Der Traum des Christian Rosenkreuz

Im Schlafe hatte ich einen Traum, und, wenn er auch nicht viel zu bedeuten hat, scheint mir doch nicht überflüssig, ihn zu erzählen. Mich dünkte, ich stehe auf einem sehr hohen Berge. Vor mir sah ich ein grosses, weites Tal. Darin war zusammengepfercht eine unsägliche Menge Volks; jeder von Ihnen aber hatte am Kopf einen Faden, womit er am Himmel aufgehängt war. Nun hing der eine hoch, der andere niedrig, etliche gar noch auf der Erde. In den Lüften aber flog ein alter Mann herum, der hatte eine Schere in seiner Hand, womit er bald hier, bald dort einem den Faden zerschnitt. Wer nun nahe bei der Erde hing, der war desto eher erledigt und fiel ohne großen Lärm herab. Wenn aber die Reihe an einen hohen kam, so fiel er, daß die Erde erzitterte. Etlichen gelang es, daß ihnen ihr Faden nachgelassen wurde, so daß sie auf die Erde kamen, ehe der Faden abgeschnitten wurde. Über diesem Gepurzel hatte ich meine helle Lust, und ich freute mich von Herzen, wenn einer, der sich lange hoch in den Lüften seiner Würde überhoben hatte, schändlich herunterfiel und etwa noch einige seiner Nachbarn mitriß. Ebenso freute es mich auch, wenn der, welcher sich jederzeit zur Erde gehalten, so lautlos davonkommen konnte, daß es nicht einmal seine Nachbarn merkten.

1568 - 1654

a

Rechts:
a–f 1.–5. und 7. Zustand, insgesamt sieben Farben, Abbildung der beiden Doppelseite Seite 72 und 73

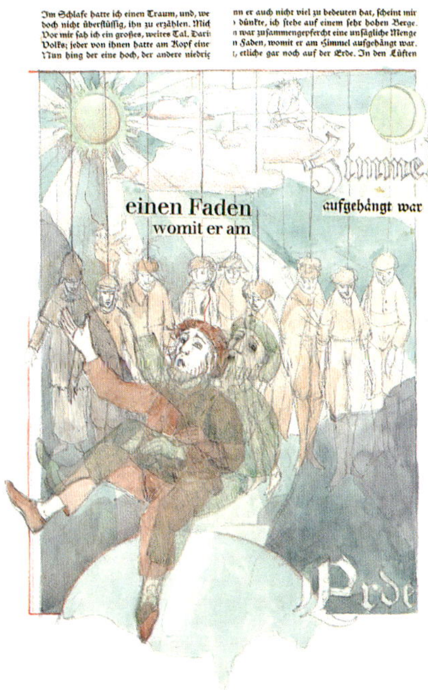

b

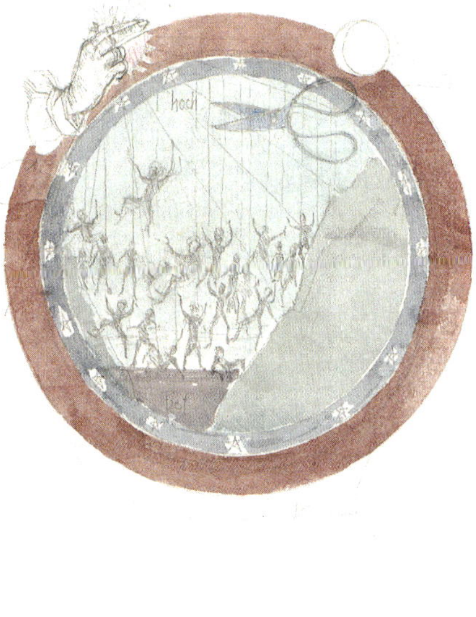

c

a

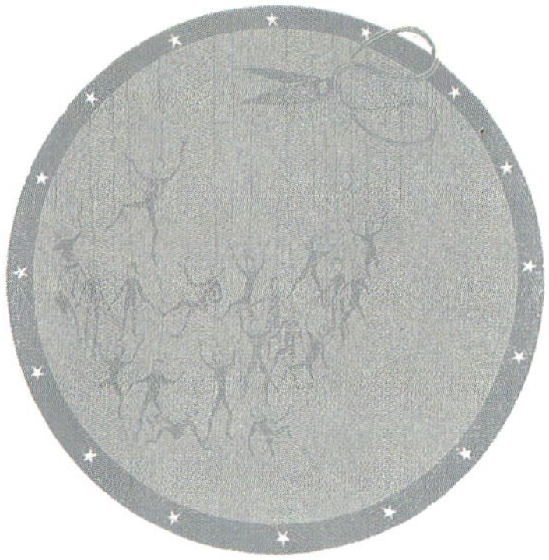

b

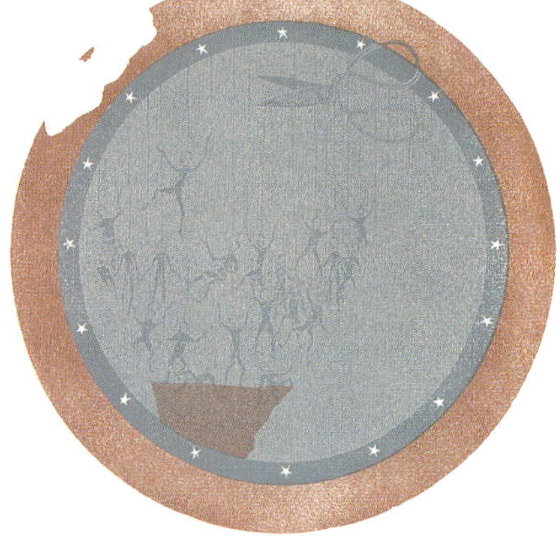

c

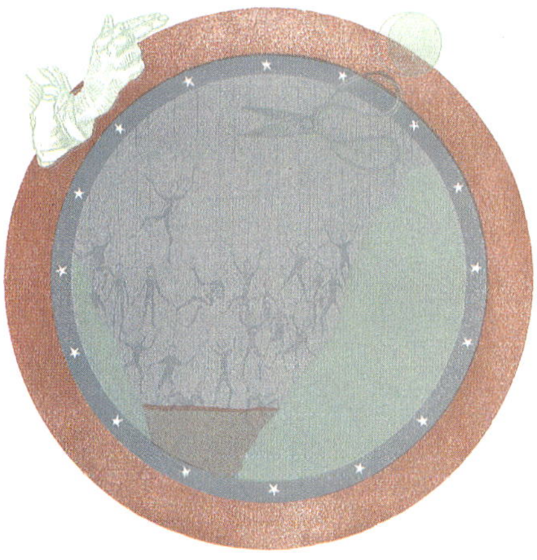
Kopf
Faden

d

Kopf
Faden

e

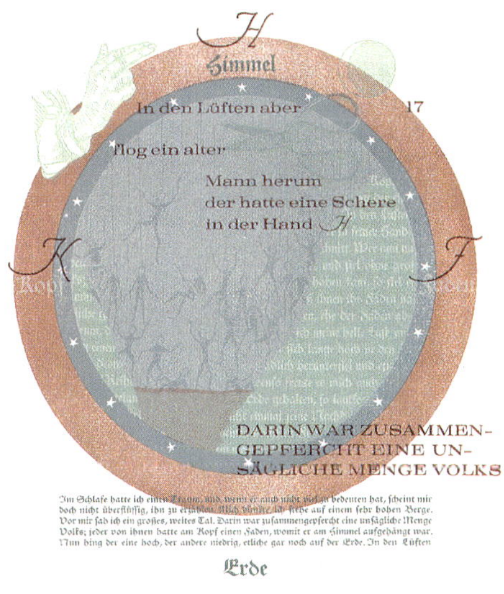
H
Himmel
In den Lüften aber
17
flog ein alter
Mann herum
der hatte eine Schere
in der Hand H
K
F
Kopf
Faden
DARIN WAR ZUSAMMEN-
GEPFERCHT EINE UN-
SÄGLICHE MENGE VOLKS
Im Schlafe hatte ich einen Traum, und, wenn er auch nicht viel zu bedeuten hat, scheint mir doch nicht überflüssig, ihn zu erzählen. Mich dünkte, ich stehe auf einem sehr hohen Berge. Vor mir sah ich ein großes, weites Tal. Darin war zusammengepfercht eine unsägliche Menge Volks; jeder von ihnen hatte am Kopf einen Faden, womit er am Himmel aufgehängt war. Nun hing der eine hoch, der andere niedrig, etliche gar noch auf der Erde. In den Lüften
Erde

f

Philipp Otto Runge 4. Bild

a *Entwurf*
b–d *1., 2. und 6. Zustand,*
insgesamt sieben Farben,
Abbildung der beiden Doppelseiten
Seite 74 und 75

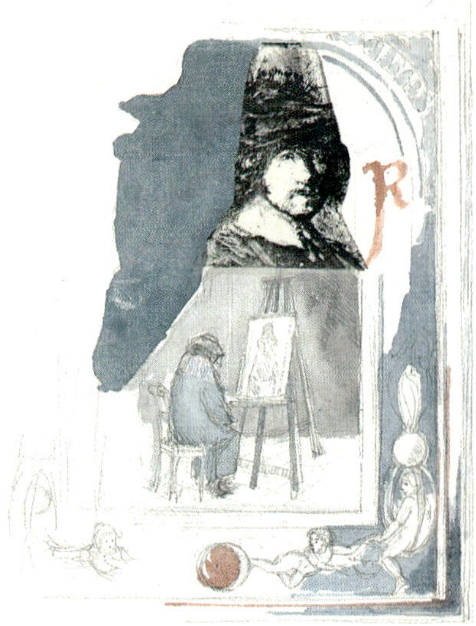
R

a

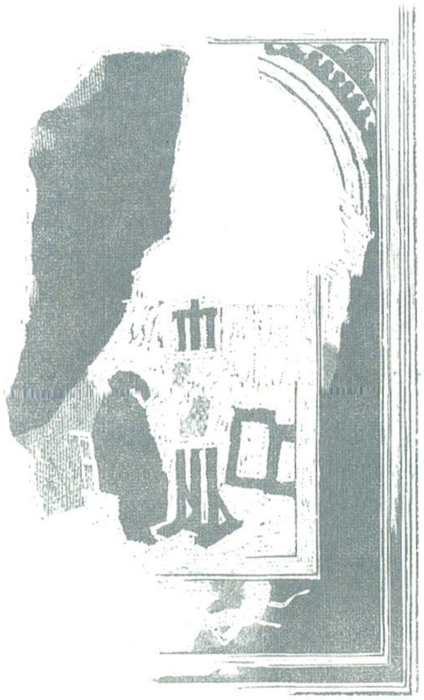

b

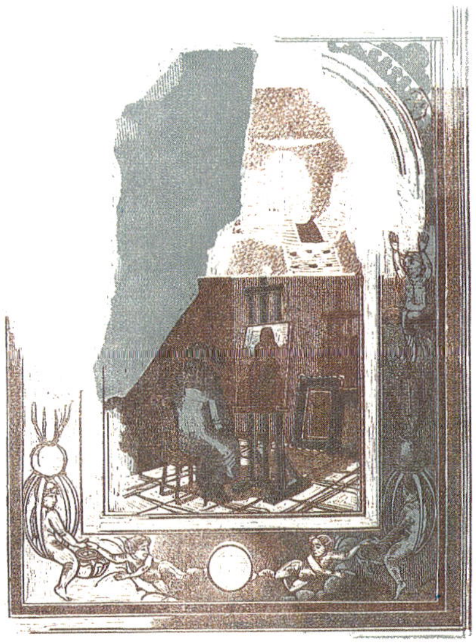

c

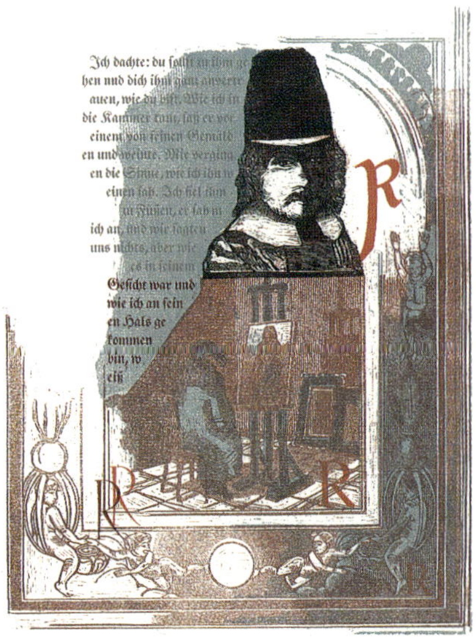
Ich dachte: du sollst zu ihm ge
hen und dich ihm ganz anverr
auen, wie du bist. Wie ich in
die Kammer kam, saß er vor
einem von seinen Gemäld
en und weinte. Mir vergin
en die Sinne, wie ich ihn w
einen sah. Ich fiel ihm
zu Füßen, er sah m
ich an, und wir sagten
uns nichts, aber wie
es in seinem
Gesicht war und
wie ich an sein
en Hals ge
kommen
bin, w
eiß
R
R
R

d

Bettina von Arnim 5. Bild

a *Entwurf*
b–d *2., 4. und 8. Zustand, insgesamt neun Farben, Abbildung der beiden Doppelseiten Seite 76 und 77*

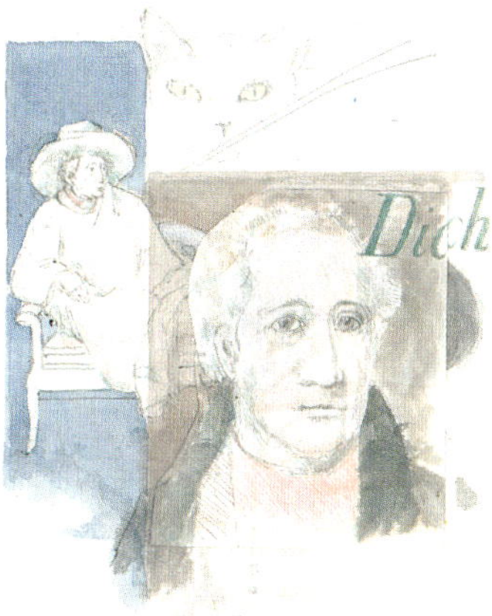
Dich

a

b

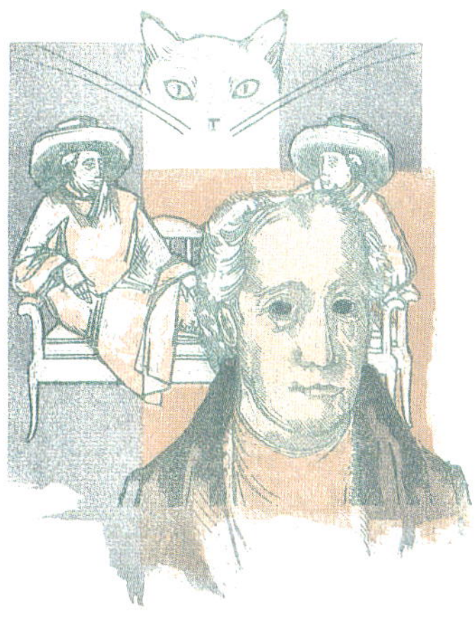

c

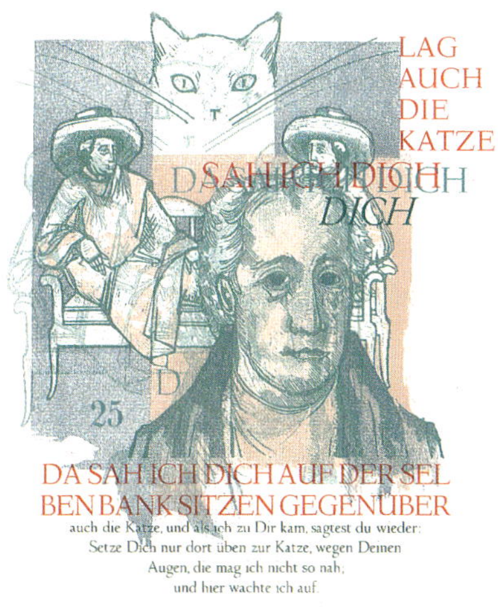
LAG
AUCH
DIE
KATZE
SAH ICH DICH
DICH
25
DA SAH ICH DICH AUF DER SEL
BEN BANK SITZEN GEGENÜBER
auch die Katze, und als ich zu Dir kam, sagtest du wieder:
Setze Dich nur dort üben zur Katze, wegen Deinen
Augen, die mag ich nicht so nah;
und hier wachte ich auf.

d

Kaspar Hauser 7. Bild

Links:
a Entwurf
b, c Farbandrucke

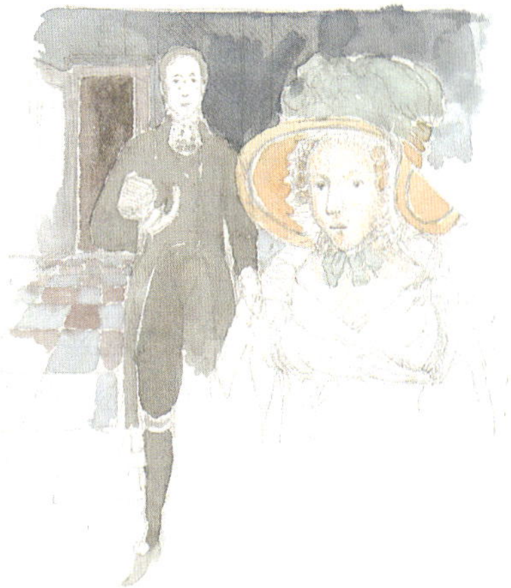

a

Rechts:
Endgültiger Zustand des Bildes in Originalgröße, insgesamt zehn Farben, Abbildung der beiden Doppelseite Seite 80 und 81

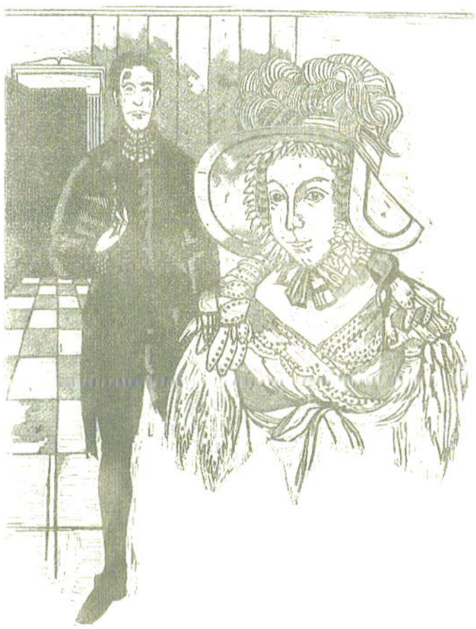

b

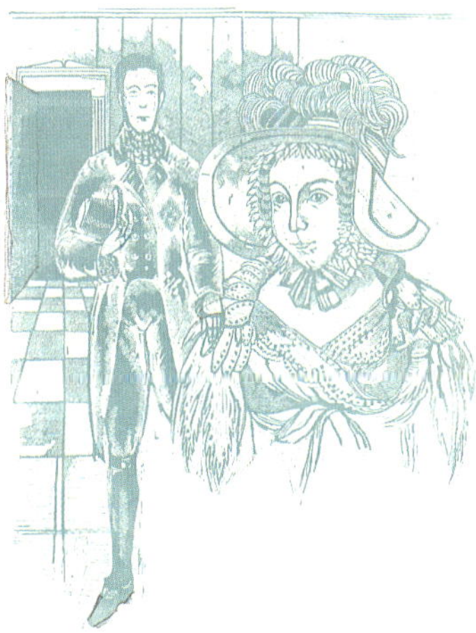

c

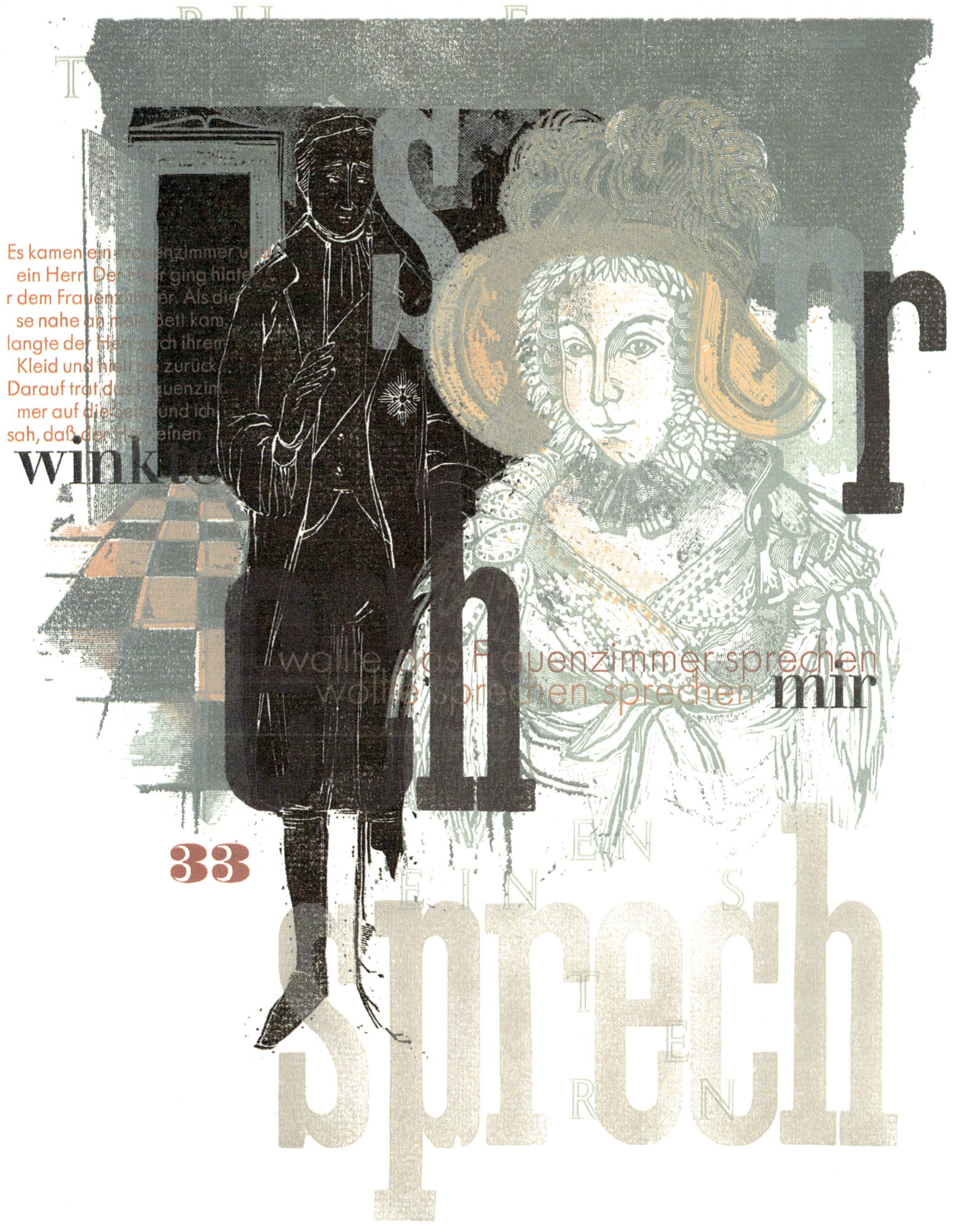
Es kamen ein Frauenzimmer und
ein Herr. Der Herr ging hinte
r dem Frauenzimmer. Als die
se nahe an mein Bett kam,
langte der Herr nach ihrem
Kleid und hielt sie zurück.
Darauf trat das Frauenzim
mer auf die Seite und ich
sah, daß der Herr einen
winkte
wollte das Frauenzimmer sprechen
wollte sprechen sprechen
mir
33
sprech

Carl Gustav Jung 8. Bild

Links:
a–d Vier Entwürfe

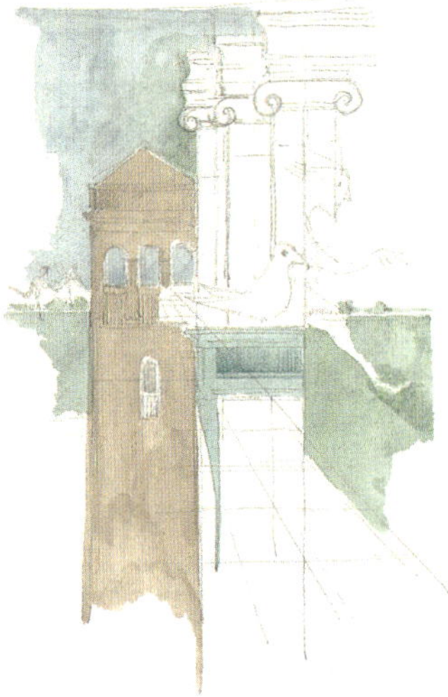

a

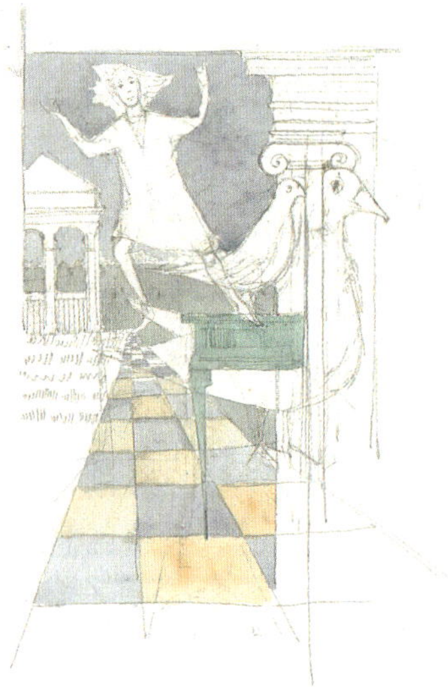

b

Rechts:
Endgültiger Zustand des Bildes in Originalgröße, insgesamt sechs Farben, Abbildung der beiden Doppelseit[en]
Seite 82 und 83

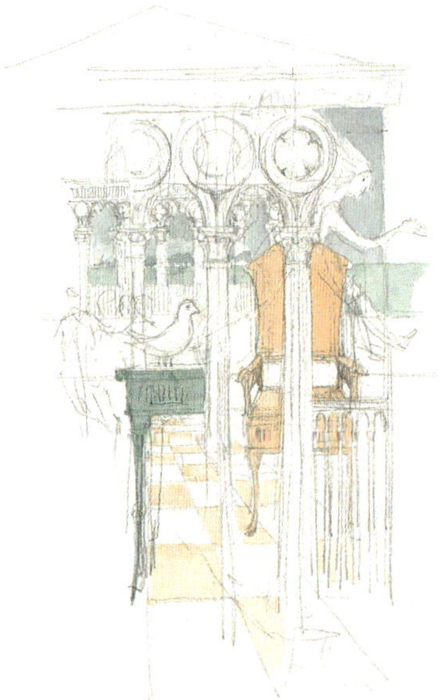

c

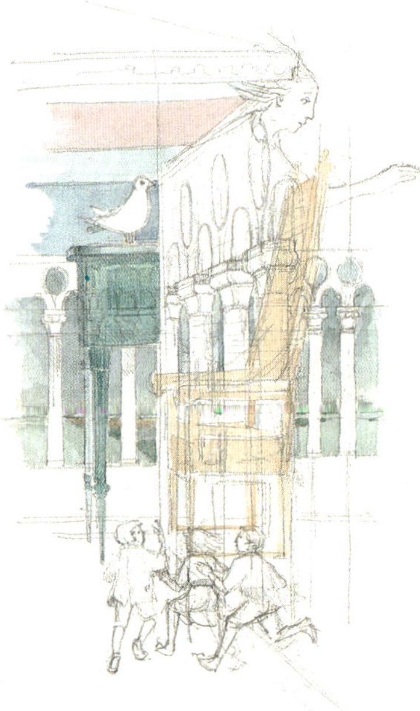

d

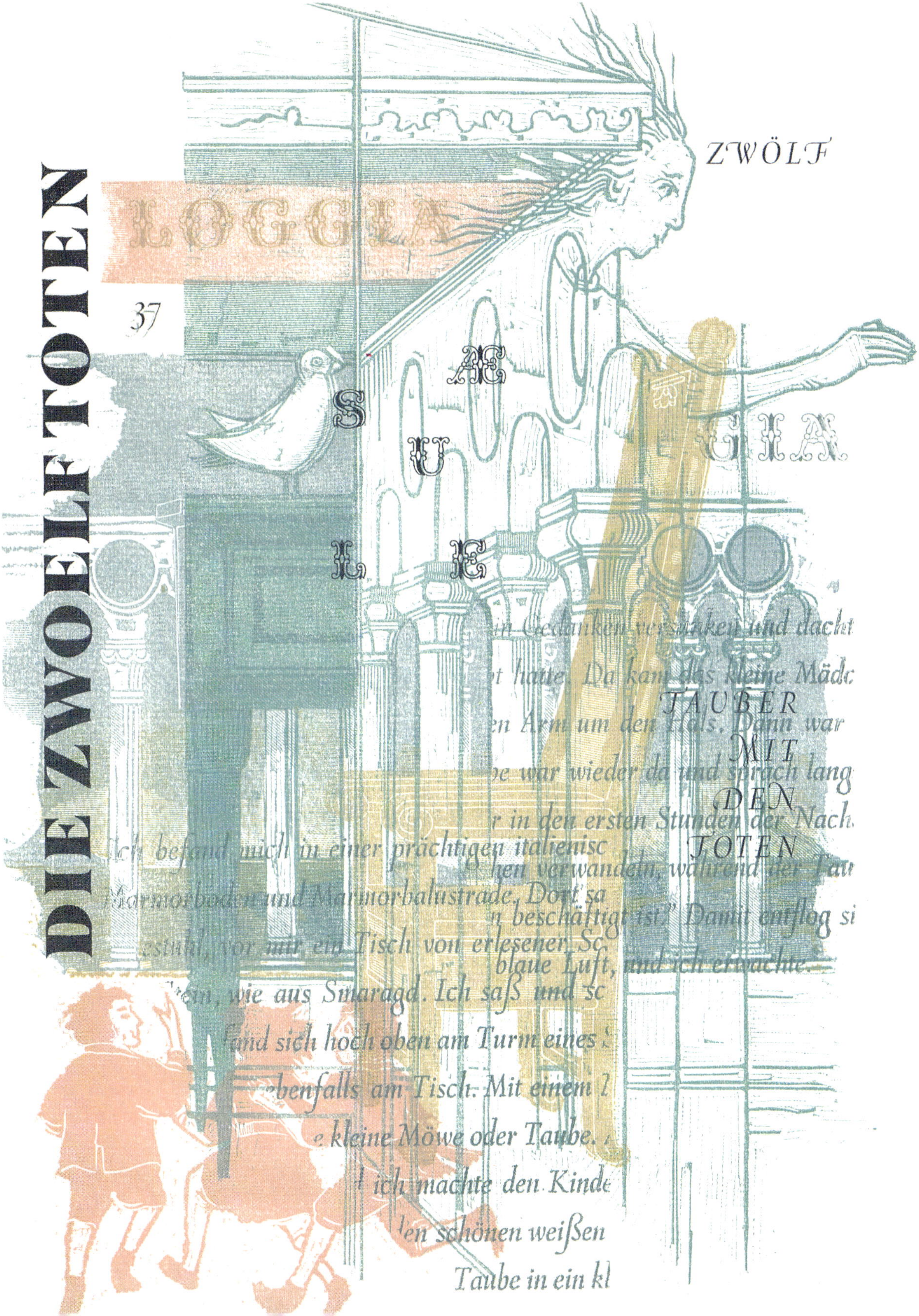
ZWÖLF
LOGGIA
37
DIE ZWOELF TOTEN
GIA
TAUBER
MIT
DEN
TOTEN
in Gedanken versunken und dacht
t hatte. Da kam das kleine Mädc
en Arm um den Hals. Dann war
be war wieder da und sprach lang
r in den ersten Stunden der Nach
Ich befand mich in einer prächtigen italienisc
hen verwandeln, während der Tau
Marmorboden und Marmorbalustrade. Dort sa
n beschäftigt ist." Damit entflog si
blaue Luft, und ich erwachte.
wie aus Smaragd. Ich saß und sc
fand sich hoch oben am Turm eines
ebenfalls am Tisch. Mit einem
kleine Möwe oder Taube.
ich machte den Kinde
len schönen weißen
Taube in ein kl

Heinrich Wolfgang Seidel 9. Bild

a *Entwurf*
b–d *1., 2. und 6. Zustand, insgesamt sieben Farben, Abbildung der beiden Doppelseiten Seite 84 und 85*

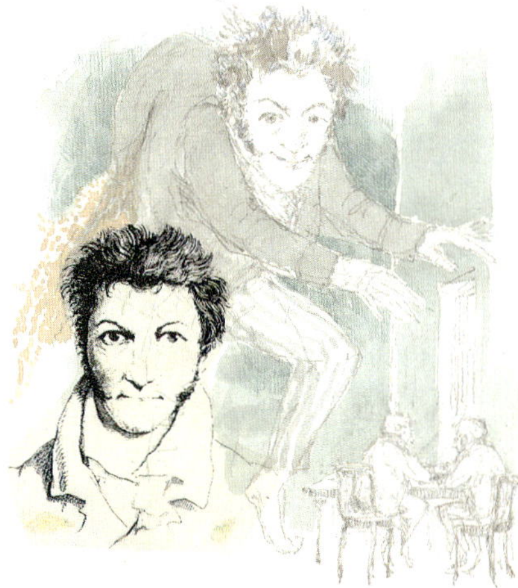

a

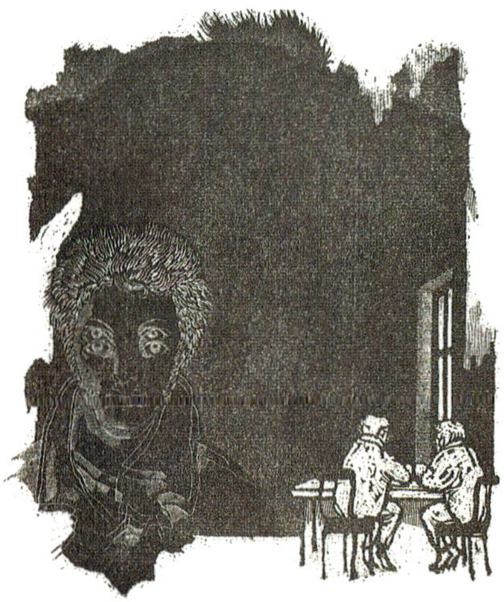

b

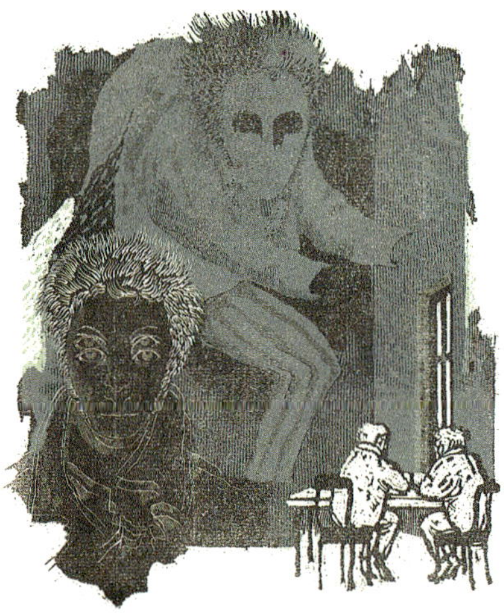

c

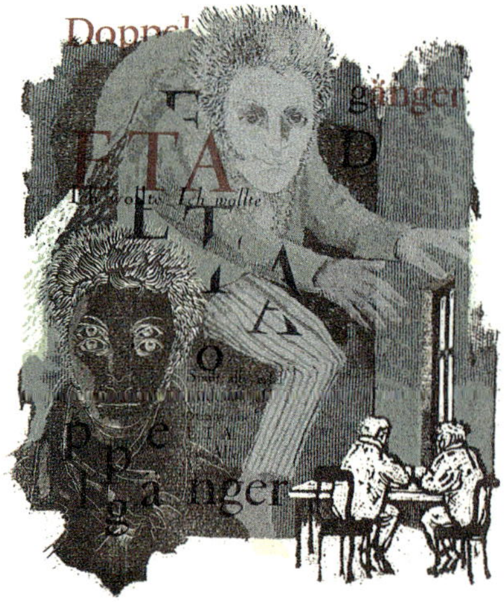

d

Georg Heym 11. Bild

a *Entwurf*
b–d *2., 4. und 7. Zustand, insgesamt neun Farben, Abbildung der beiden Doppelseiten Seite 88 und 89*

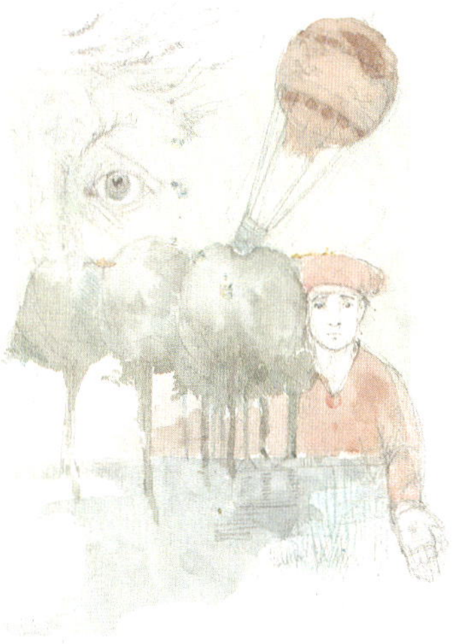

a

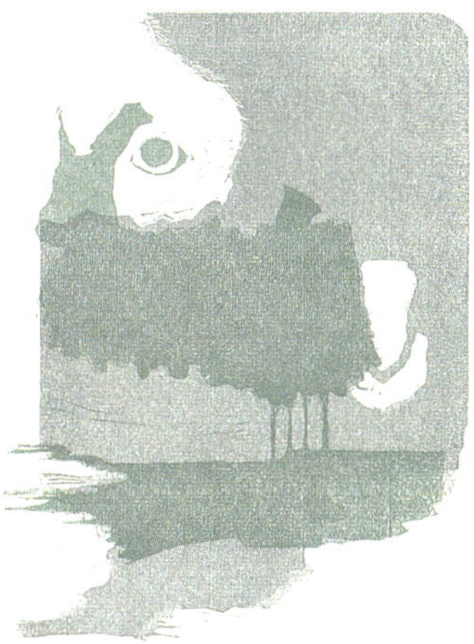

b

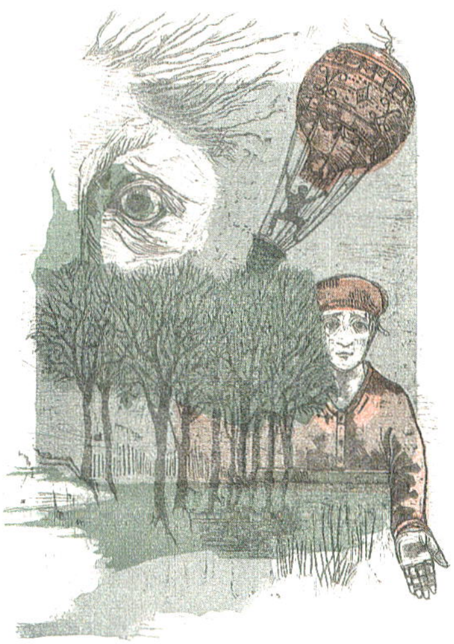

c

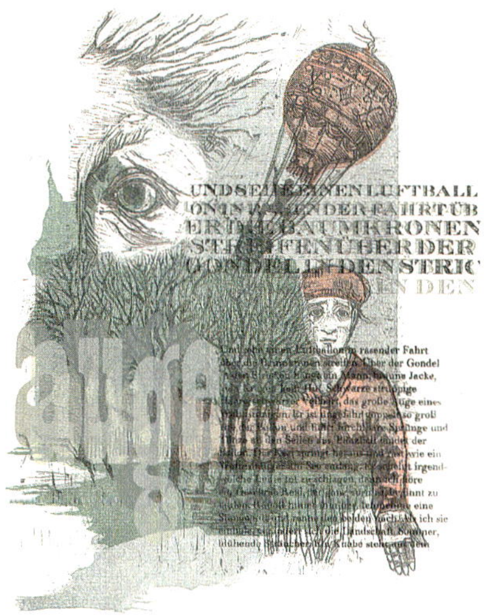

d

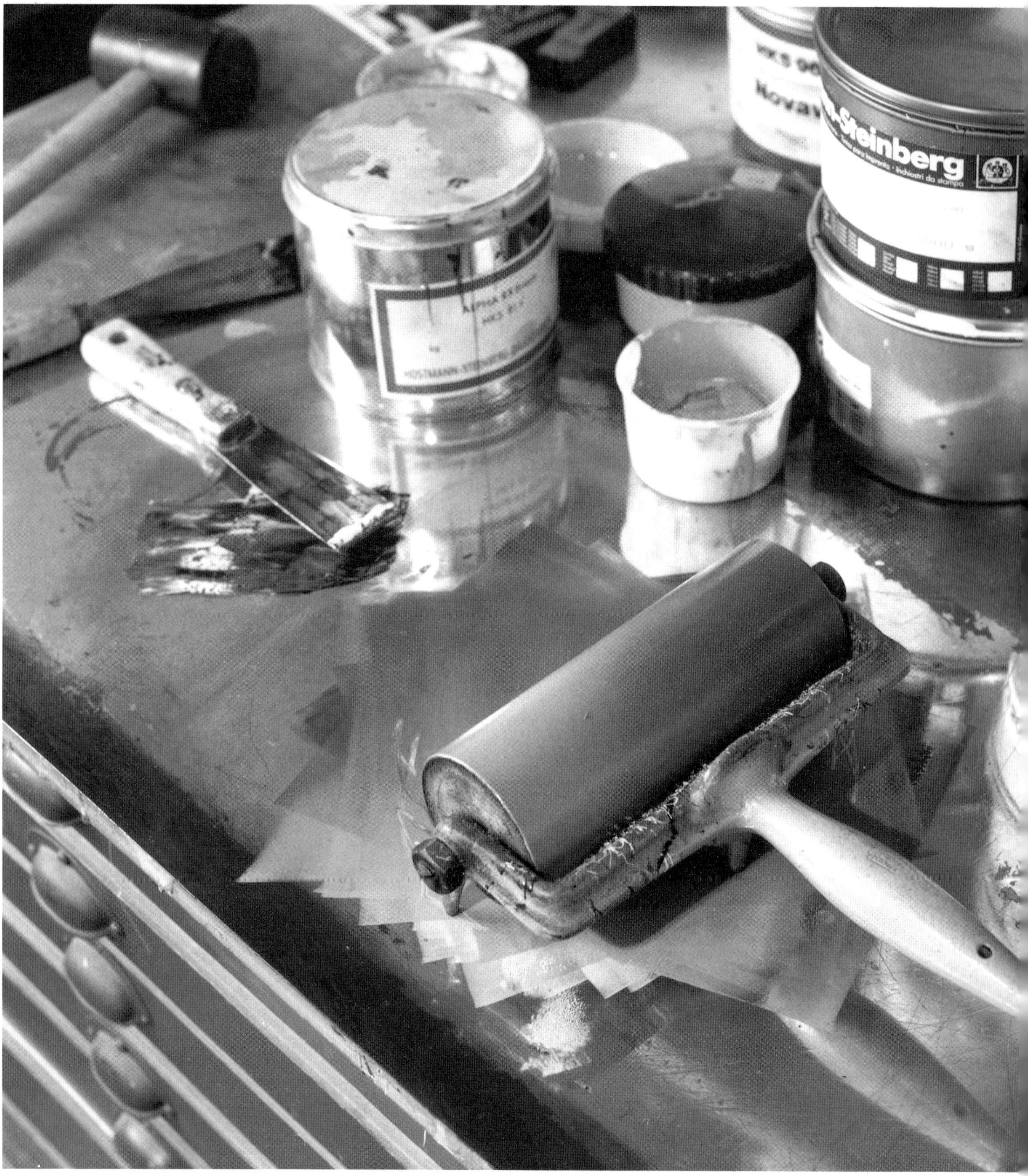
Steinberg

Abbildungen zweiter Teil

Traumalphabet

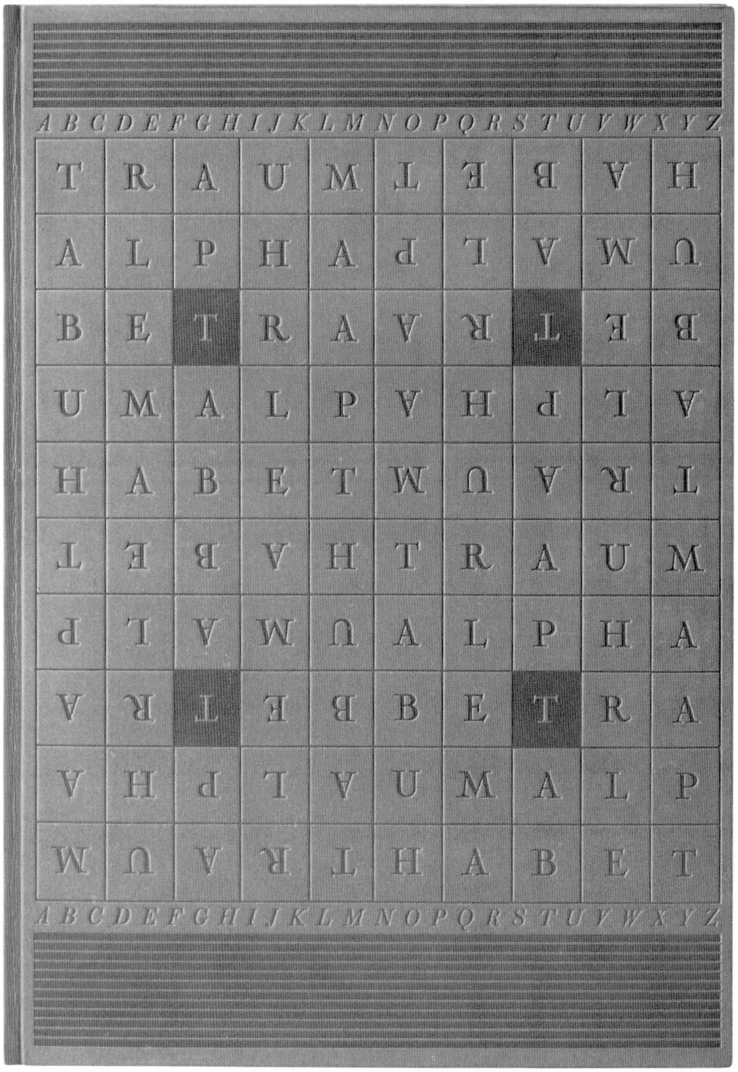
A B C D E F G H I J K L M N O P Q R S T U V W X Y Z
A B C D E F G H I J K L M N O P Q R S T U V W X Y Z

T	R	A	U	M
A	L	P	H	A
B	E	T	R	A
U	M	A	L	P
H	A	B	E	T

EIN SCHRIFT-BILDER-BUCH
DAS DREIZEHN WIRKLICH
GETRÄUMTE TRÄUME

VON

Einem Pharao
Nebukadnezar Christian
Rosenkreutz Philipp Otto Runge
Bettina von Arnim Justinus Kerner Kaspar
Hauser Carl Gustav Jung Heinrich
Wolfgang Seidel Franz Kafka
Georg Heym Emil Barth
Eugene Ionesco

IN
DREIZEHN BILDERN
UND VERSCHIEDENSTEN SCHRIFTEN
VON A-Z GEORDNET
AUF SECHZIG SEITEN SICHTBAR MACHT

NACHGETRÄUMT UND FESTGEHALTEN
VON ROSWITHA QUADFLIEG
IN DEN JAHREN 1985/86
IN DER RAAMIN-PRESSE
ZU HAMBURG

Doppelseitentitel

Schriften: *Nicolas Cochin und kursiv*
Leibniz-Fraktur

Die Jahreszahlen 1985/86 datieren den Beginn des Druckens und das Erscheinen des Buches. Der Beginn der Arbeit im Jahr 1984 ist hier nicht berücksichtigt.

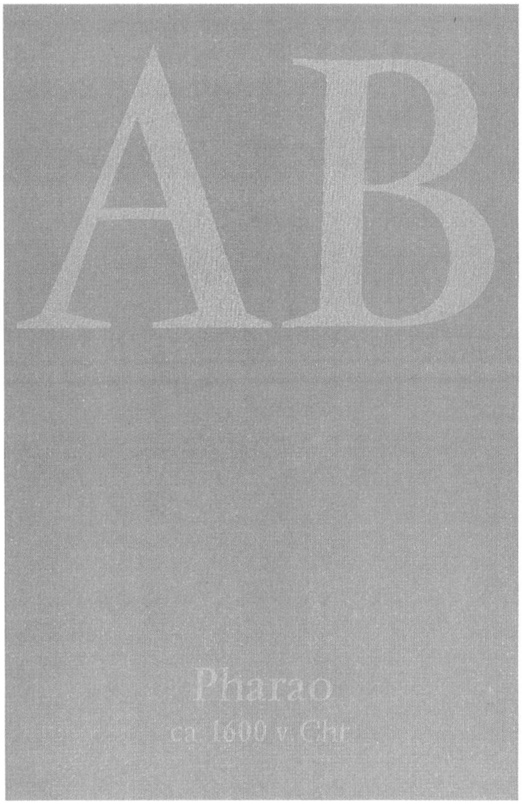

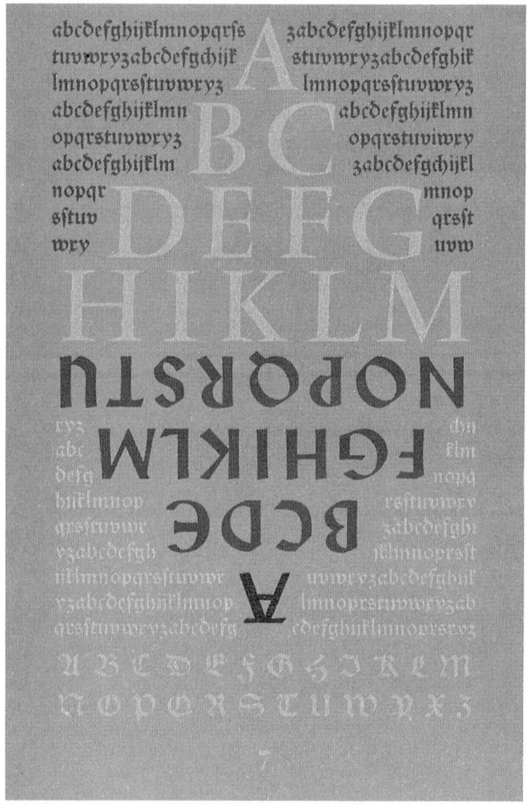

Pharao ca. 1600 v. Chr.

Schriften: *Vendôme*
Alte Schwabacher
Wallau

UND NACH ZWEI JAHREN HATTE PHARAO EInen Traum, wie er stünde am Nil, und sähe aus dem Wasser steigen sieben schöne, fette Kühe, die gingen auf der Weide im Grase. Nach diesen sah er andere sieben Kühe aus dem Wasser aufsteigen, die waren häßlich und mager und traten neben die Kühe an das Ufer am Wasser. Und die häßlichen und mageren fraßen die sieben schönen, fetten Kühe. Da erwachte Pharao. Und er schlief wieder ein, und ihm träumte abermals, und er sah, daß sieben Ähren wuchsen aus einem Halm, voll und dick. Darnach sah er sieben dünne Ähren aufgehen, die waren vom Ostwind versengt. Und die sieben mageren Ähren verschlangen die sieben dicken und vollen Ähren. Da erwachte Pharao und merkte, daß es ein Traum war.

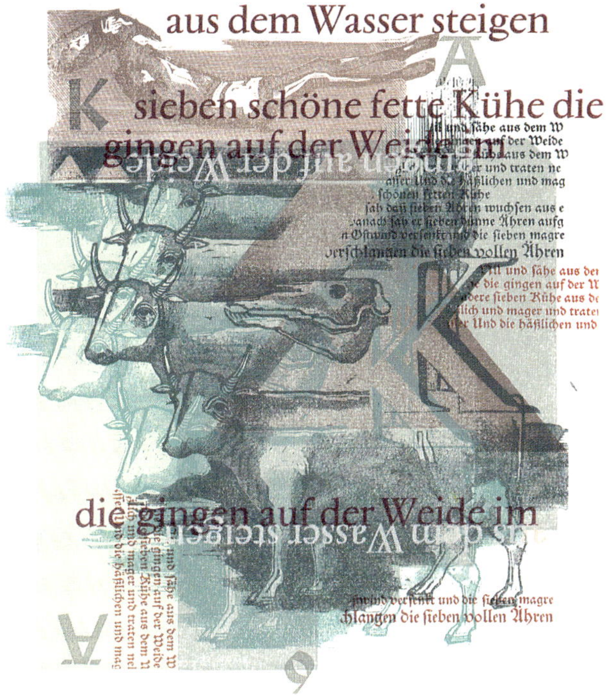

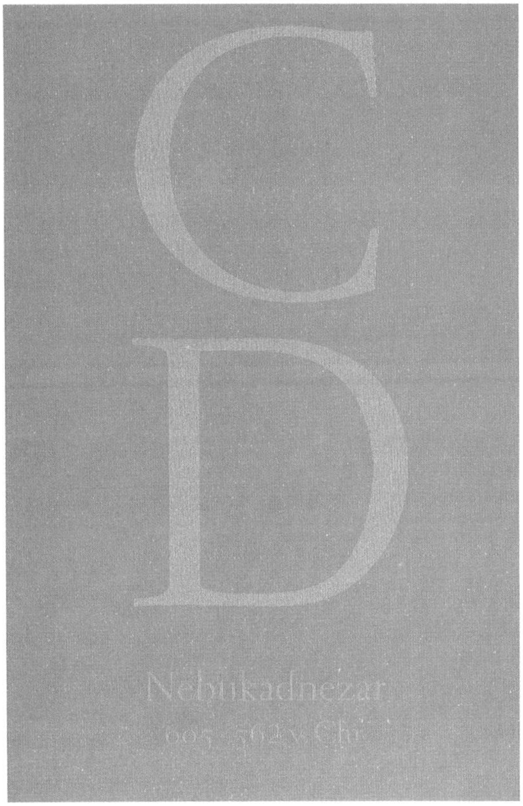

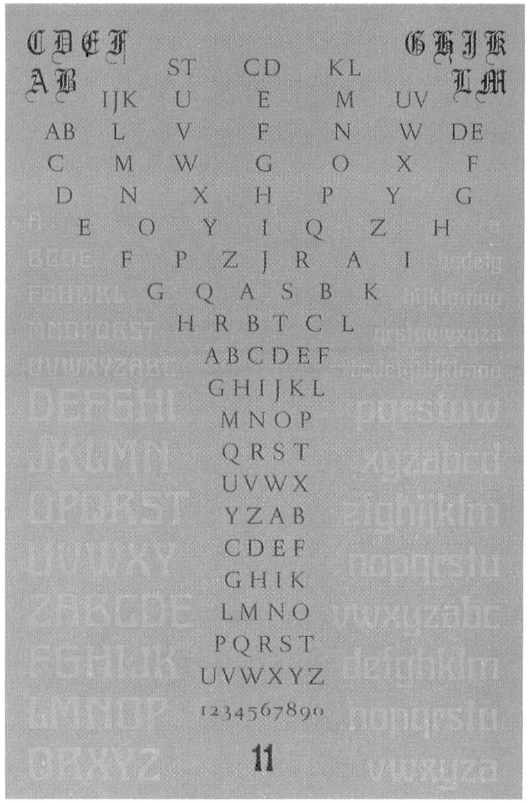

Nebukadnezar 605–562 v. Chr.

Schriften: *Romulus*
Charleston
Festival-Text

DIES ABER IST DAS GESICHT, DAS ICH GESEHEN habe auf meinem Bette: Siehe, es stand ein Baum mitten im Lande, der war sehr hoch. Und er wurde groß und mächtig, und seine Höhe reichte bis an den Himmel, und er breitete sich aus bis ans Ende der ganzen Erde. Seine Äste waren schön und trugen viel Früchte, davon alles gut zu essen hatte. Alle Tiere auf dem Felde fanden Schatten unter ihm, und die Vögel unter dem Himmel saßen auf seinen Ästen, und alles Fleisch nährte sich von ihm. Und ich sah ein Gesicht auf meinem Bette, und siehe, ein heiliger Wächter fuhr vom Himmel herab; der rief überlaut und sprach also: Hauet den Baum um und behaut ihm die Äste und streift ihm das Laub ab und zerstreuet seine Früchte, daß die Tiere, so unter ihm liegen, weglaufen und die Vögel von seinen Zweigen fliehen! Doch laßt den Stock mit seinen Wurzeln in der Erde bleiben. Er aber soll in eisernen und ehernen Ketten auf dem Felde im Grase und unter dem Tau des Himmels liegen und naß werden und soll sich weiden mit den Tieren von den Kräutern der Erde. Und das menschliche Herz soll von ihm genommen und das Herz eines Tieres ihm gegeben werden, bis daß sieben Zeiten über ihm um sind. Solches ist im Rat der Wächter beschlossen und im Gespräch der Heiligen beratschlagt, auf daß die Lebendigen erkennen, daß der Höchste Gewalt hat über der Menschen Königreiche und gibt sie, wem er will, und erhöht die Niedrigen zu denselben. Solchen Traum habe ich, König Nebukadnezar, auf meinem Bette gesehen.

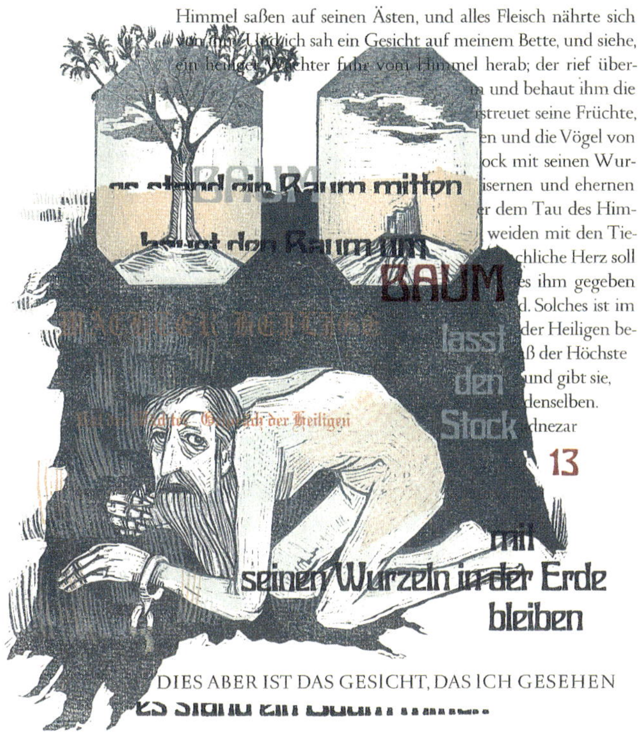

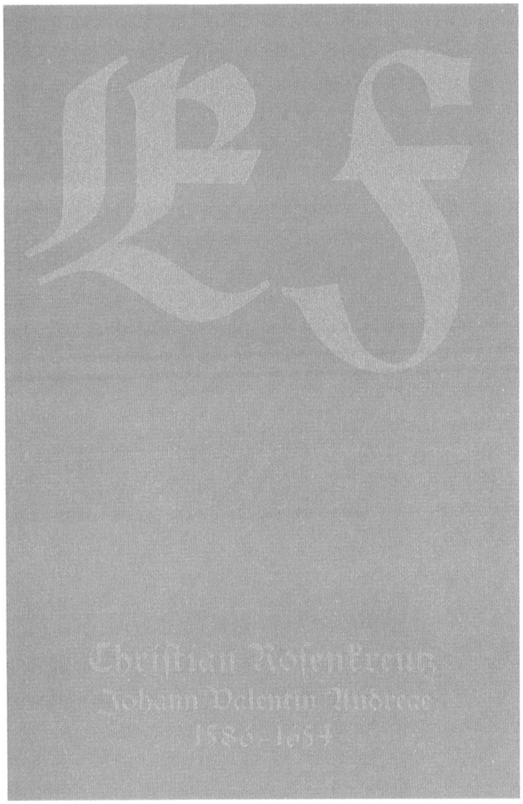

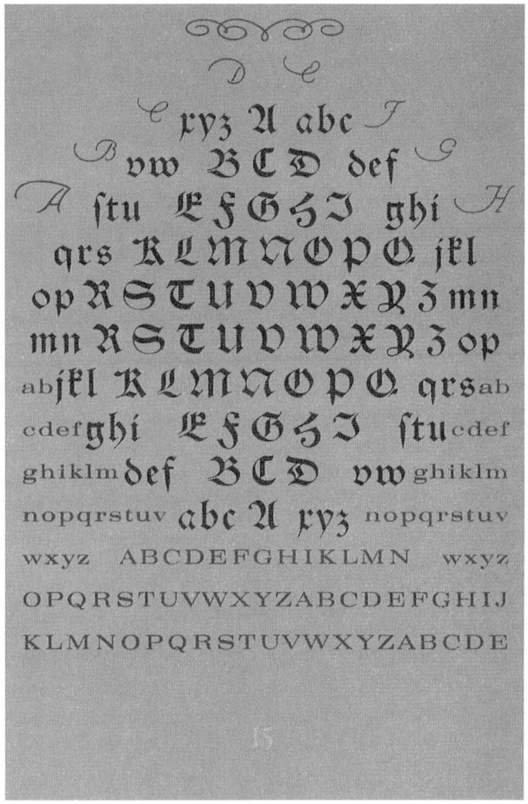

Christian Rosenkreutz
Valentin Andreae 1586–1654

Schriften: Alte Schwabacher
Promotor
Zierversalien

Im Schlafe hatte ich einen Traum, und wenn er auch nicht viel zu bedeuten hat, scheint mir doch nicht überflüssig, ihn zu erzählen. Mich dünkte, ich stehe auf einem sehr hohen Berge. Vor mir sah ich ein großes, weites Tal. Darin war zusammengepfercht eine unsägliche Menge Volks; jeder von Ihnen aber hatte am Kopf einen Faden, womit er am Himmel aufgehängt war. Nun hing der eine hoch, der andere niedrig, etliche gar noch auf der Erde. In den Lüften aber flog ein alter Mann herum, der hatte eine Schere in seiner Hand, womit er bald hier, bald dort einem den Faden zerschnitt. Wer nun nahe bei der Erde hing, der war desto eher erledigt und fiel ohne großen Lärm herab. Wenn aber die Reihe an einen hohen kam, so fiel er, daß die Erde erzitterte. Etlichen gelang es, daß ihnen ihr Faden nachgelassen wurde, so daß sie auf die Erde kamen, ehe der Faden abgeschnitten wurde. Über diesem Gepurzel hatte ich meine helle Lust, und ich freute mich von Herzen, wenn einer, der sich lange hoch in den Lüften seiner Würde überhoben hatte, schändlich herunterfiel und etwa noch einige seiner Nachbarn mitriß. Ebenso freute es mich auch, wenn der, welcher sich jederzeit zur Erde gehalten, so lautlos davonkommen konnte, daß es nicht einmal seine Nachbarn merkten. Wie ich aber in meinen höchsten Freuden war, wurde ich von einem meiner Mitgefangenen unversehens gestoßen, so daß ich erwachte.

16

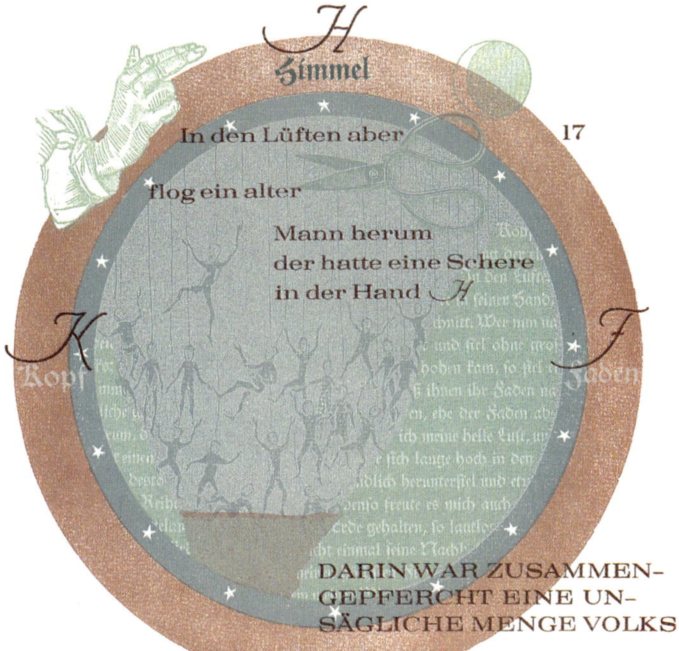

Im Schlafe hatte ich einen Traum, und, wenn er auch nicht viel zu bedeuten hat, scheint mir doch nicht überflüssig, ihn zu erzählen. Mich dünkte, ich stehe auf einem sehr hohen Berge. Vor mir sah ich ein großes, weites Tal. Darin war zusammengepfercht eine unsägliche Menge Volks; jeder von ihnen hatte am Kopf einen Faden, womit er am Himmel aufgehängt war. Nun hing der eine hoch, der andere niedrig, etliche gar noch auf der Erde. In den Lüften

Erde

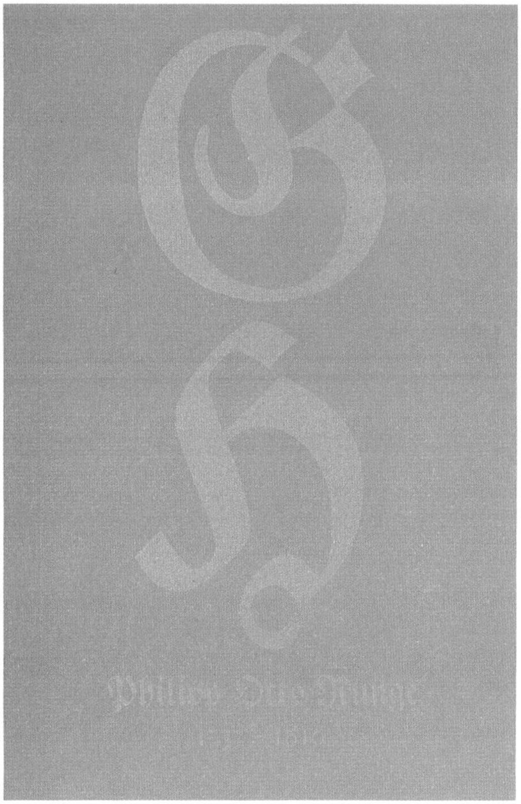

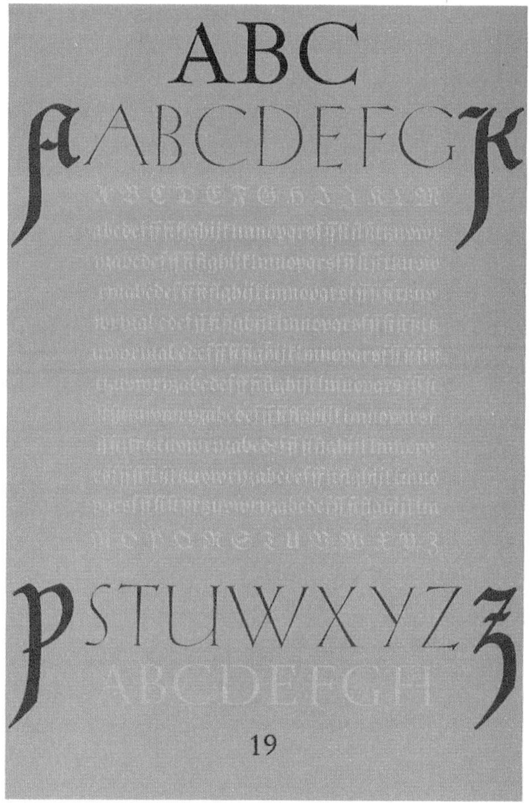

Philipp Otto Runge 1777–1819

Schriften: *Breitkopf-Fraktur*
Garamond-Antiqua
Koch-Antiqua
Lutetia
Zierversalien

Mir träumte, auf der hiesigen Akademie war auch ein alter Schulkamerad von mir. Dieser arbeitete an einem Ölgemälde, worauf er entsetzlich viel weiße Farben setzte. Ich stand hinter ihm und getraute es mir nicht, ihm zu sagen, daß das sehr dumm wäre. Nun kam Rembrandt, das war der Professor, der ging gekleidet wie die Hohenpriester auf seinen Bildern, war auch ganz in so ein heiliges Dunkel gehüllt. Mir schlug das Herz, wie ich ihn sah. Er sah darauf die Sachen an, die mein Freund gemacht hatte, und geriet in eine schreckliche Wut. Er hielt eine ziemlich lange Rede, die ohngefähr darauf auslief: „Mit gräßlicher Kälte ergreift ihr Buben das Werkzeug, was euch die Muse darreicht, und so kalt, wie euer Herz ist, so kalt streicht ihr den Kalk dahin, und wollt mit eurem armseligen Verstand ergründen, was die Empfindung der ganzen Welt noch nicht empfunden." Ich weiß nicht, was er noch sagte, aber ich fühl es tief in meiner Seele. Er sagte das zu meinem Freund, der vor Zorn, daß seine Sachen nicht gelobt wurden, alles zerriß. Rembrandt sagte darauf, daß dies ganze Geschlecht es nicht wert sei, daß sie die alten Bilder noch hätten; er ging darauf in den Himmel zurück. Ich konnte mich nicht halten, auch auf mich war sein Fluch gerichtet; mir war es, als ob meine Seligkeit auf dem Spiel stünde; ich sank zurück, und der Traum schien aufzuhören. Mit einmal erwachte ich aber wieder und sehe, daß er in einer Tür hineingegangen war; ich dachte: du sollst zu ihm gehen und dich ihm ganz anvertrauen, wie du bist. Wie ich in die Kammer kam, saß er vor einem von seinen Gemälden und weinte; mir vergingen die Sinne, wie ich ihn weinen sah. Ich fiel ihm zu Füßen, er sah mich an, und wir sagten uns nichts, aber wie es in seinem Gesichte war und wie ich an seinen Hals gekommen bin, weiß ich nicht mehr. Ich weinte laut, und er nannte mich seinen lieben Otto; ich kann mir nicht denken, daß ich je ein so seliges Gefühl gehabt habe. Ich fühlte, wie ich aufwachte, noch, daß ich viel geweint hatte.

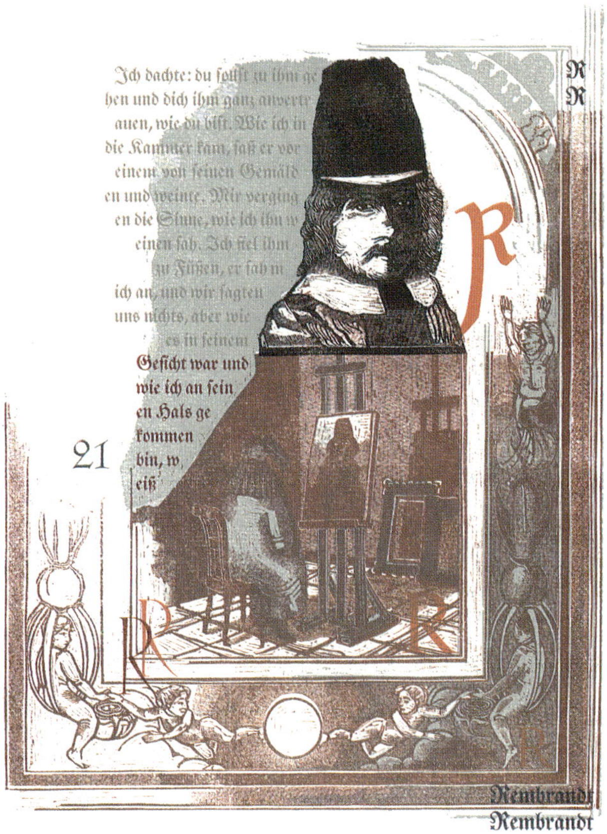

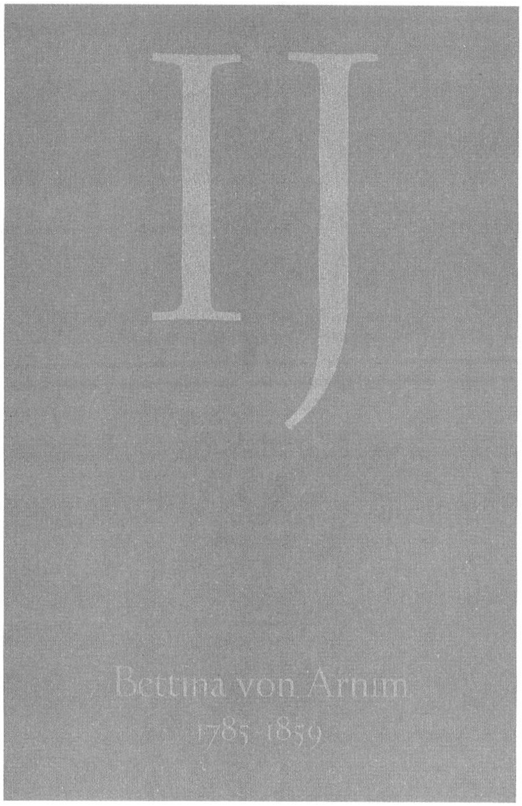

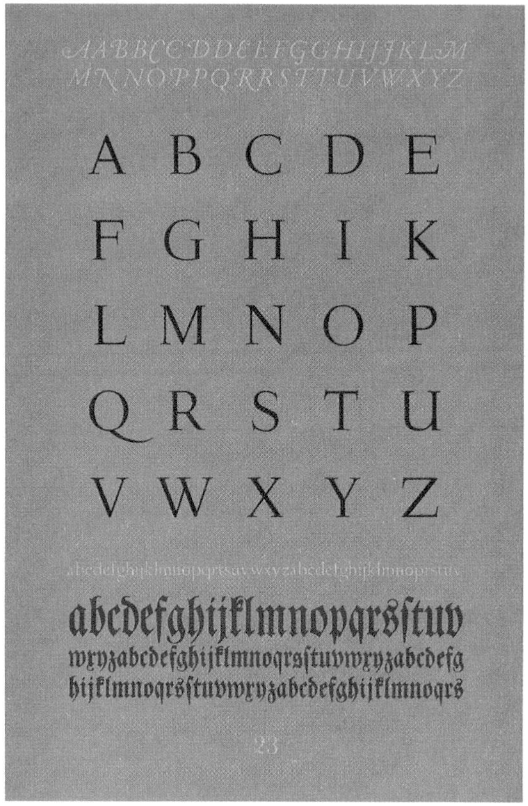

Bettina von Arnim 1785–1859

Schriften: *Lutetia*
Leibniz-Fraktur
Garamond-Antiqua kursiv

HEUTE NACHT HABE ICH EINEN TRAUM VON Dir gehabt, der mir bleiben wird auf lange Zeit, so wie einem zuweilen eine Erinnerung bleibt von der sonderbaren Beleuchtung einer Gegend, es war mir nämlich, als lief ich in Weimar durch den Park, indem ein starker Regen fiel, es war grade alles im ersten Grün und die Sonne schien dabei, als ich an Deine Tür kam, hörte ich Dich ganz von Weitem sprechen, ich rief; aber Du hörtest nicht, ich kletterte über die Mauer, da sah ich Dich auf derselben Bank sitzen, hinter welcher im vorigen Jahr die schöne breite Malve noch so spät gewachsen war, gegenüber lag auch die Katze, und als ich zu Dir kam, sagtest du wieder:
Setze Dich nur dort üben zur Katze, wegen Deinen
Augen, die mag ich nicht so nah;
und hier wachte ich auf.

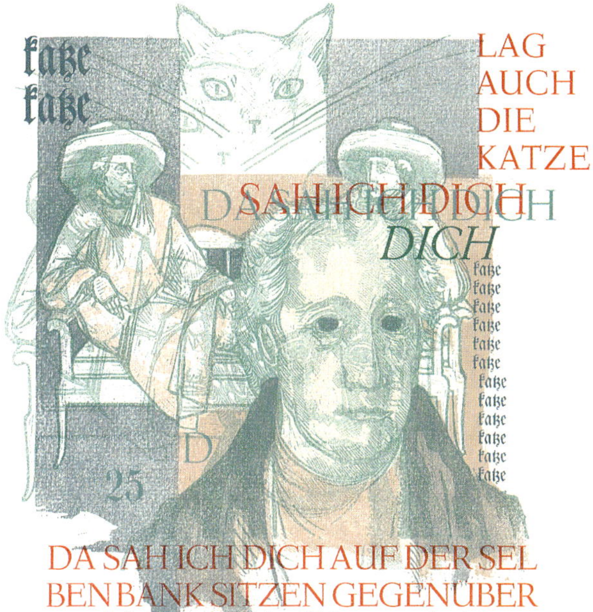

auch die Katze, und als ich zu Dir kam, sagtest du wieder:
Setze Dich nur dort üben zur Katze, wegen Deinen
Augen, die mag ich nicht so nah;
und hier wachte ich auf.

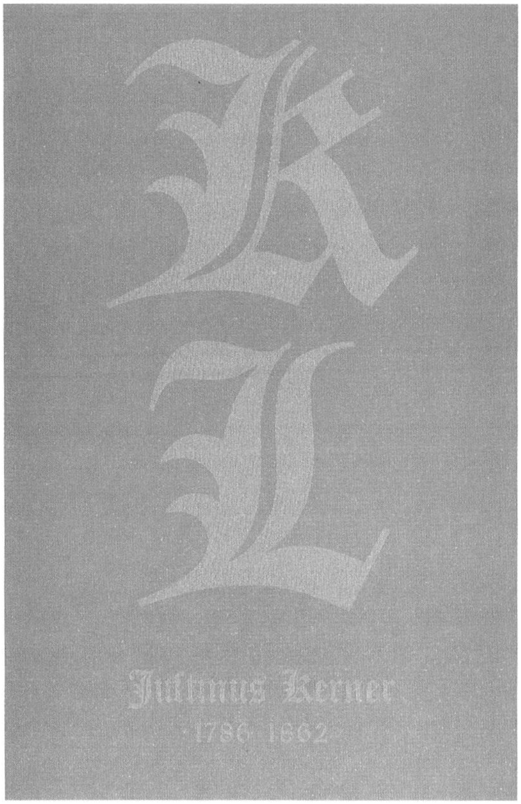

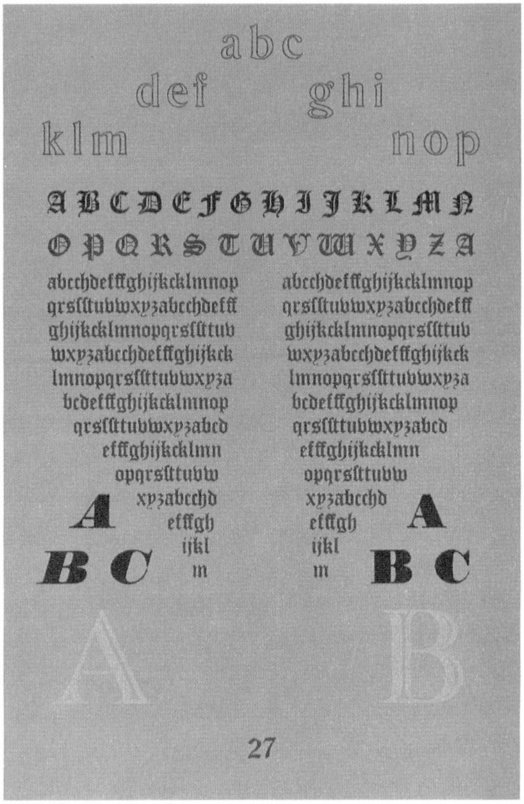

Justinus Kerner 1786–1862

Schriften: Oud Hollands
Fette Antiqua und kursiv
Romana licht
Noblesse licht

Es träumte mir, ich sitze zwischen einem Berge von Kompendien und Manuskripten in einem einsamen Stübchen, dessen einziges Fensterlein gegen eine Waldwiese sah. Ermüdet vom vielen Lesen heftete ich endlich meine Augen von den Büchern nach dem Grünen der Waldwiese und da sah ich, daß aus dem Wald über die Wiese her ein Hirsch mit Storchfüßen schritt, der kam wie durch die Luft meinem Fensterlein immer näher und endlich stand er zu meinem Schrekken vor mir im Stübchen und befahl mir in den unverschämtesten, höhnendsten Ausdrücken: weil ich ein so emsiger Studiosus sei, ihn, der bisher vergessen worden, nach Linné in eine Klasse zu stellen. Den beängstigenden Presser an der Seite, durchblätterte ich all meine Kompendien und Manuskripte; aber ich konnte von diesem Ungetüme nichts geschrieben finden, ihm keinen Namen anweisen, und ich erwachte im Schweiße meines Angesichts.

28

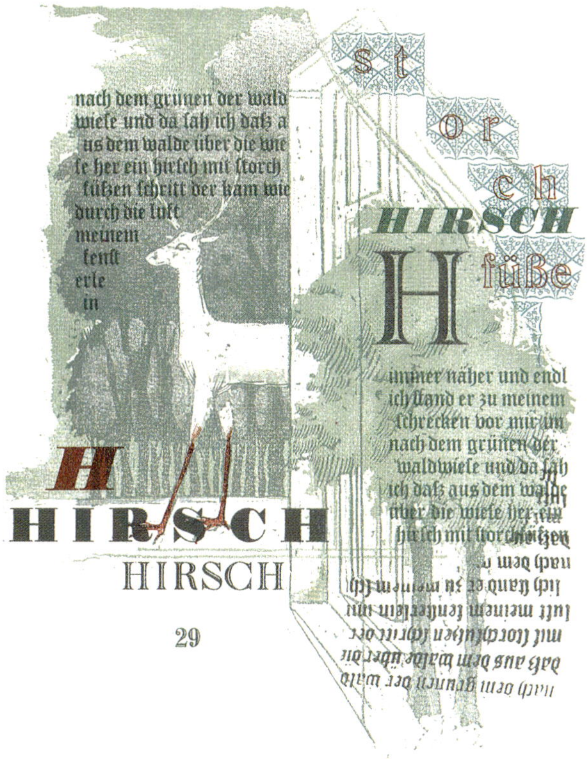

29

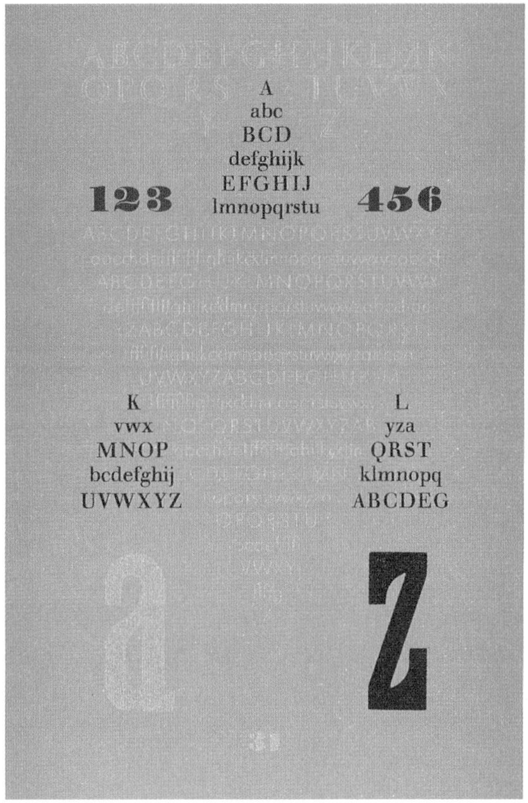

Kaspar Hauser 1812–1833

Schriften: *Futura mager*
Open Kapitalen
Egyptienne schmalhalbfett
Walbaum-Antiqua
Fette Antiqua

IM JANUAR 1829 HATTE ICH WIEDER EINEN SEHR LEBhaften Traum. Es schien mir, als klopfte jemand an meinem Schlafzimmer an. Ich sagte, »herein!« Man öffnete die Türe. Es kamen ein Frauenzimmer und ein Herr. Der Herr ging hinter dem Frauenzimmer. Als diese nahe an mein Bett kam, langte der Herr nach ihrem Kleid und hielt sie zurück. Darauf trat das Frauenzimmer auf die Seite und ich sah, daß der Herr einen schwarzen Frack und schwarze Beinkleider anhatte. Am Frack auf der linken Seite trug er einen gestickten Stern. Er hatte auch einen Hut unter dem Arme, wie ihn ein Beamter trägt. Nachdem beide eine zeitlang gestanden hatten, wollte das Frauenzimmer sprechen, der Herr aber hielt ihr den Mund zu und wandte sie von mir weg. Darauf führte er sie fort. Jetzt ging er voran. Das Frauenzimmer winkte mir, ich sollte gehen. Ich wollte es auch tun. Als ich aber zu gehen anfangen wollte, lief der Herr mit dem Frauenzimmer, was er konnte, und ich erwachte in demselben Augenblicke.

32

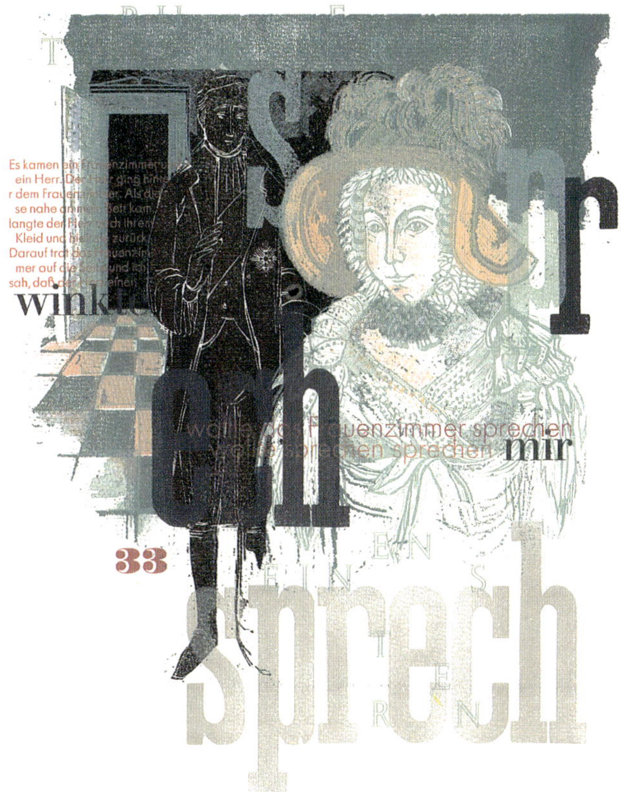

Carl Gustav Jung 1875–1961

Schriften: *Cancelleresca Bastarda*
Fontanesi
Domino

UM DIE WEIHNACHTSZEIT HATTE ICH EINEN Traum. Ich befand mich in einer prächtigen italienischen Loggia mit Säulen, Marmorboden und Marmorbalustrade. Dort saß ich auf einem Renaissancestuhl, vor mir ein Tisch von erlesener Schönheit. Er war aus grünem Stein, wie aus Smaragd. Ich saß und schaute ins Weite, denn die Loggia befand sich hoch oben am Turm eines Schlosses. Meine Kinder befanden sich ebenfalls am Tisch. Mit einem Male senkte sich ein weißer Vogel herab, eine kleine Möwe oder Taube. Anmutig ließ sie sich auf dem Tisch nieder, und ich machte den Kindern ein Zeichen, sich ruhig zu verhalten, damit sie den schönen weißen Vogel nicht verscheuchten. Alsbald verwandelte sich die Taube in ein kleines, etwa achtjähriges Mädchen mit goldblondem Haar. Es lief mit den Kindern davon, und sie spielten zusammen in den herrlichen Säulengängen des Schlosses. Ich blieb in Gedanken versunken und dachte über das nach, was ich soeben erlebt hatte. Da kam das kleine Mädchen zurück und legte mir zärtlich den Arm um den Hals. Dann war es plötzlich verschwunden, die Taube war wieder da und sprach langsam mit menschlicher Stimme: „Nur in den ersten Stunden der Nacht kann ich mich in einen Menschen verwandeln, während der Tauber mit den zwölf Toten beschäftigt ist." Damit entflog sie in die blaue Luft, und ich erwachte.

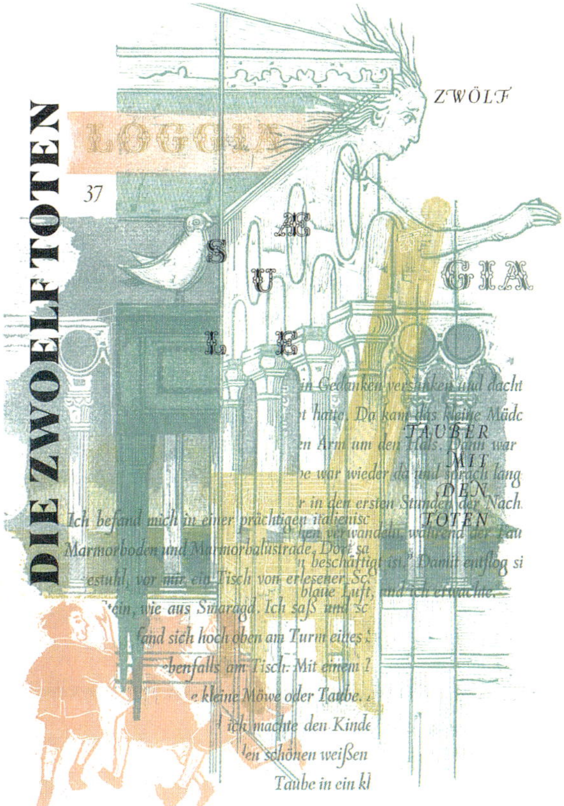

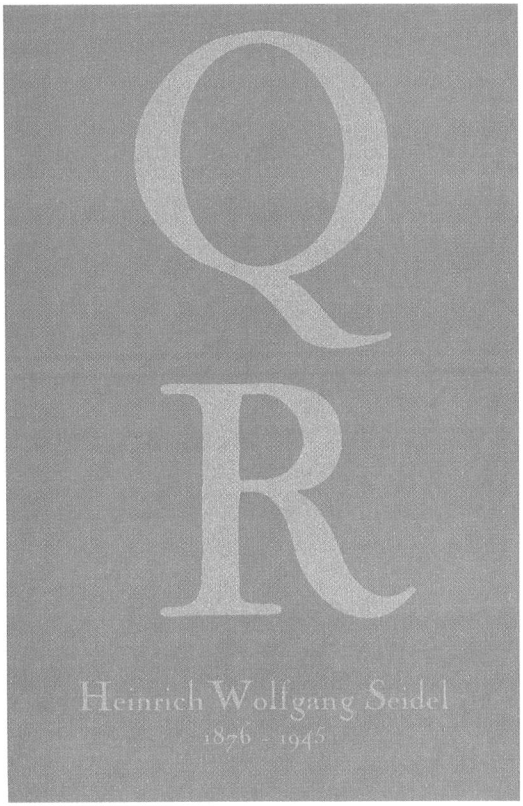

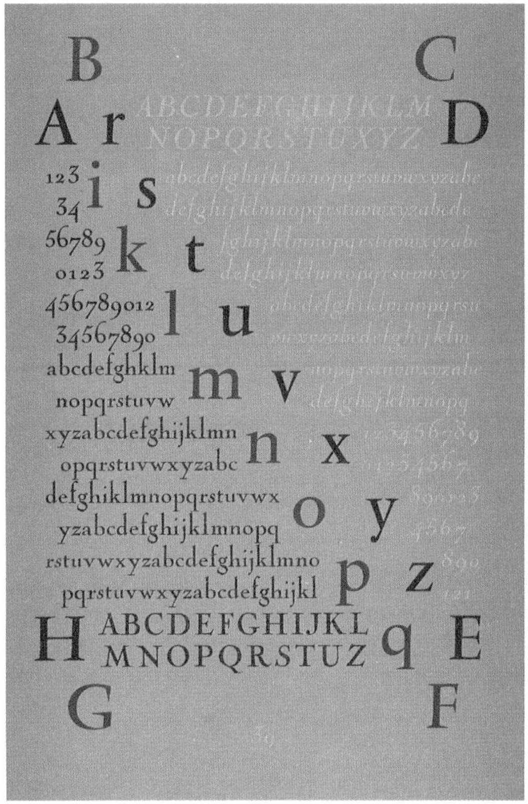

Heinrich Wolfgang Seidel 1876–1945

Schriften: *Nicolas Cochin und kursiv*
Vendôme

ICH GEHE DURCH EINE UNBEKANNTE Stadt, alles erſcheint gleichzeitig bekannt und fremd, bis mir klar wird, daß ich in Berlin bin, aber im Berlin von 1815. In einer Straße mit kleinen alten Häuſern weiß ich plötzlich: hier wohnt E. T. A. Hoffmann! Warum ſoll ich ihn nicht beſuchen? denke ich. Alſo betrete ich den Hausflur, ſteige mehrere Treppen empor und ziehe an der Klingelſchnur, die unter dem Namensſchild hängt. Die Tür ſpringt auf, ich trete erregt und etwas ſchaudernd in ein niedriges Zimmer. Da ſtand er! Ein kleiner Kerl mit funkelnden Augen, Backenbart, dünnen Lippen und einem mächtigen Buckel. Dieſer Buckel war ausgeſtopft, denn ich ſah, wie aus einem Riß Kleie herausrieſelte. Ich ſprach: »Ich möchte die Ehre haben, Sie zu begrüßen, Herr Kammergerichtsrat, ich habe Sie ſehr lieb!« Da grinſte der ſpukhafte Kerl und ſchrie mit ganz hoher Stimme: »Sehr lieb, Beſter? Sagen wir, ein wenig, moderato, Liebſter, moderato!« Im Zimmer befand ſich ein Tiſch, an dem zwei Bauernflapſe ſaßen und ein Bilderbuch von Baſedow beſahen. Ich wußte nicht, was ich aus ihnen machen ſollte, und der Kammergerichtsrat ziſchte mich an: »Der eine iſt der Sekretarius Kräuter, fataler Kerl, ſchal und oberflächlich!« Dann ging er an einen Wandſchrank, holte zwei Gläſer heraus, ſtellte ſie vor mich hin und erzeugte durch Anklingen eine ſchwirrende teufliſche Muſik. Und auf einmal wußte ich: dieſer Kerl iſt nur ein Doppelgänger von E. T. A. Hoffmann und der richtige ſteckt hinter einem Vorhang in der Ecke und macht ſich über mich luſtig. Ich wollte - aber da wachte ich auf.

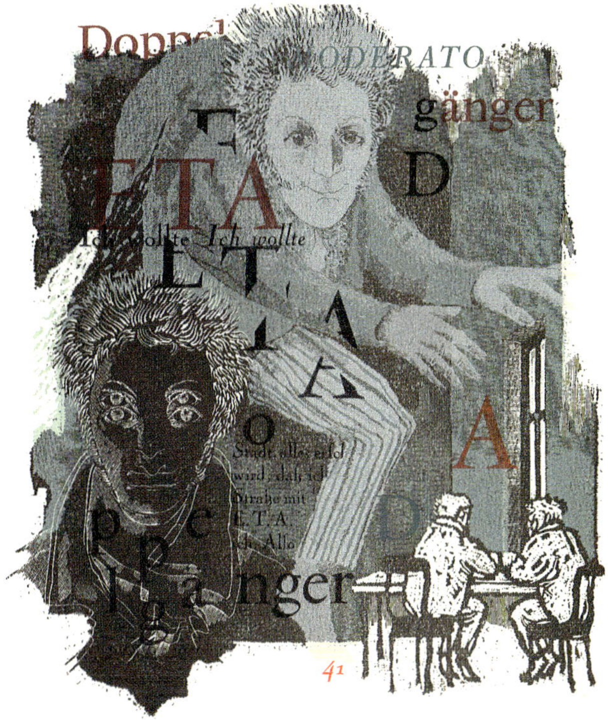

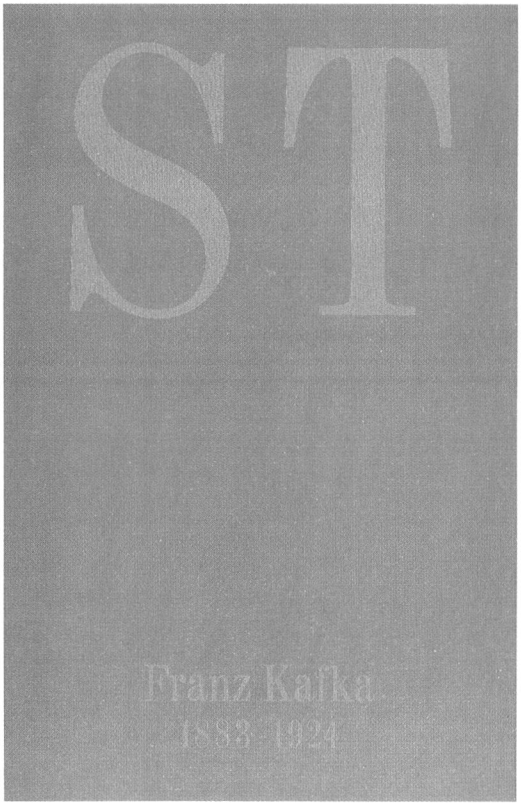

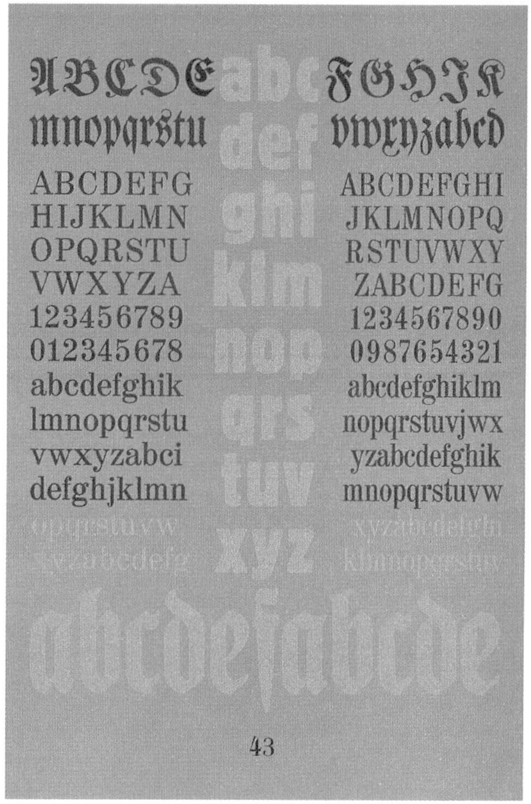

Franz Kafka 1883–1924

Schriften: *Madison-Antiqua schmalmager*
Leibniz-Fraktur
Block schmal
Königstype

TRAUM: AUF EINEM ANSTEIGENDEN WEG LAG ETWA IN DER Mitte der Steigung, und zwar hauptsächlich in der Fahrbahn, von unten gesehen links beginnend, Unrat oder festgewordener Lehm, der gegen rechts hin durch Abbröckelung immer niedriger geworden war, während er links hoch wie Palisaden eines Zauns stand. Ich ging rechts, wo der Weg fast frei war, und sah auf einem Dreirad einen Mann von unten mir entgegenkommen und scheinbar geradewegs gegen das Hindernis fahren. Es war ein Mann wie ohne Augen, zumindest sahen seine Augen wie verwischte Löcher aus. Das Dreirad war wackelig, fuhr zwar entsprechend unsicher und gelockert, aber doch geräuschlos, fast übertrieben still und leicht. Ich faßte den Mann im letzten Augenblick, hielt ihn, als wäre er die Handhabe seines Fahrzeugs und lenkte dieses in die Bresche, durch die ich gekommen war. Da fiel er gegen mich hin, ich war nun riesengroß und hielt ihn doch nur in einer gezwungenen Haltung, zudem begann das Fahrzeug, als sei es nun herrenlos, zurückzufahren, wenn auch langsam, und zog mich mit. Wir kamen an einem Leiterwagen vorüber, auf dem einige Leute gedrängt standen, alle dunkel gekleidet, unter ihnen war ein Pfadfinderjunge mit hellgrauem aufgekrempeltem Hut. Von diesem Jungen, den ich schon aus einiger Entfernung erkannt hatte, erwartete ich Hilfe, aber er wendete sich ab und drückte sich zwischen die Leute. Dann kam hinter diesem Leiterwagen - das Dreirad rollte immer weiter und ich mußte, tief hinabgebückt, mit gespreizten Beinen nach - jemand mir entgegen, der mir Hilfe brachte, an den ich mich aber nicht erinnern kann. Nur das weiß ich, daß es ein vertrauenswürdiger Mensch war, der sich jetzt wie hinter einem schwarzen ausgespannten Stoff verbirgt, und dessen Verborgensein ich achten soll.

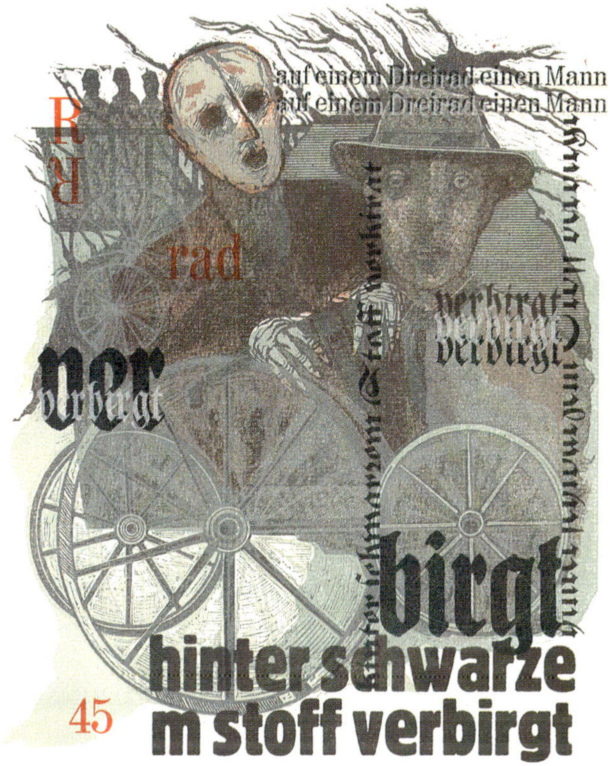

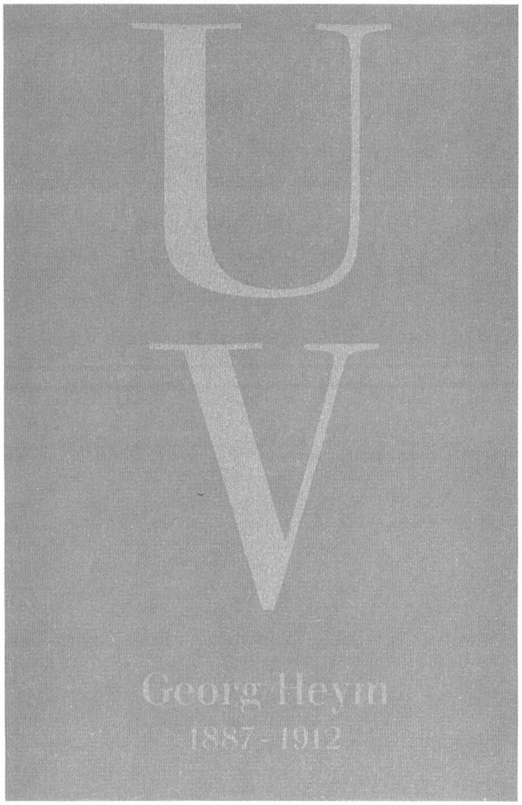

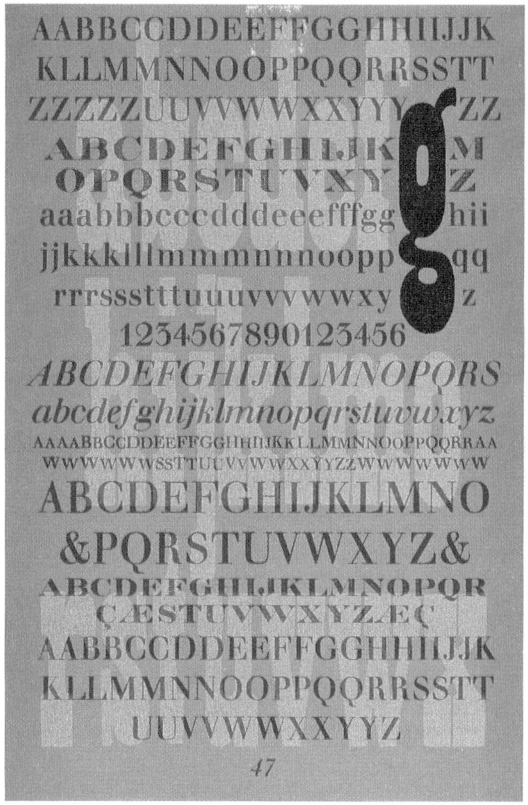

Georg Heym 1887–1912

Schriften: *Walbaum-Antiqua*
Noblesse
French Antique

EINE WALDLANDSCHAFT, VERSCHNEIT, EIN WINterlicher See. Am Ufer gehen lang Reid, Rudolf Balcke und ich. Plötzlich habe ich ein eigentümliches Gefühl. Ich sehe empor. Und sehe einen Luftballon in rasender Fahrt über die Baumkronen streifen. Über der Gondel in den Stricken hängt ein Mann, braune Jacke, kein Kragen, kein Hut. Schwarze struppige Haare, schwarzer Vollbart, das große Auge eines Wahnsinnigen. Er ist ungefähr doppelt so groß wie der Ballon und führt furchtbare Sprünge und Tänze an den Seilen aus. Plötzlich landet der Ballon. Der Kerl springt heraus und rast wie ein Wahnsinniger am See entlang. Er scheint irgendwelche Leute tot zu schlagen, denn ich höre ein Geschrei. Reid, der ganz vorn ist, beginnt zu laufen, Rudolf hinter ihm her. Ich nehme eine Stange auf und renne den beiden nach. Als ich sie einhole, verändert sich die Landschaft. Sommer, blühende Sträucher. Ein Knabe steht aus dem Grase auf und zeigt uns die Schwielen, die er von dem Irren bekam. Wir sehen links in der Ferne eine breite Dorfstraße und sehen den Irren noch mit wahnsinnigem Lauf zwischen den ersten Häusern hinrennen. Dieser Traum hat mich irgendwie furchtbar erschreckt.

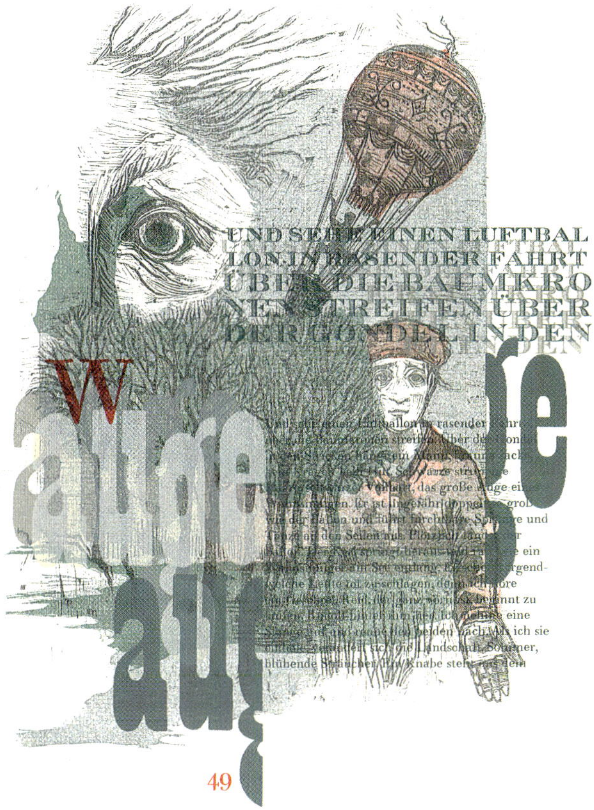

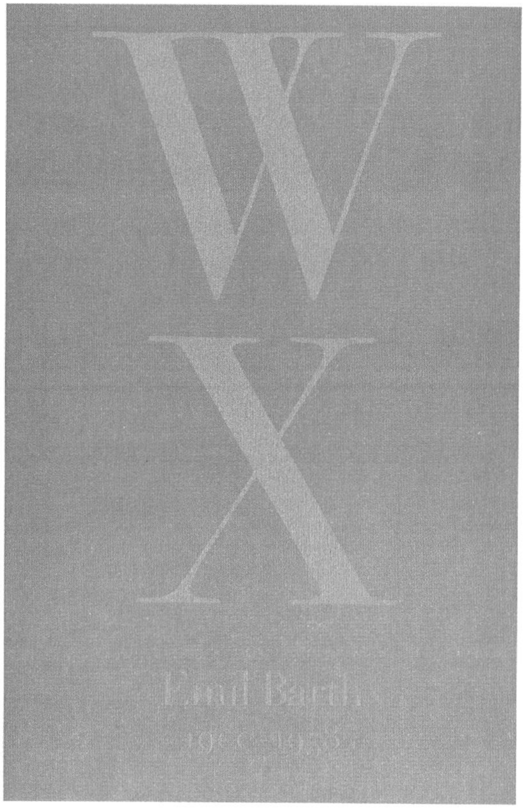

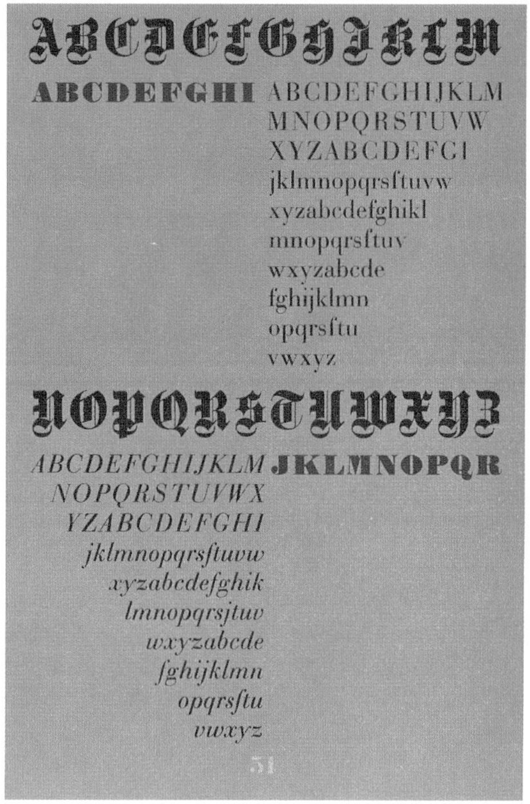

Emil Barth 1900–1958

Schriften: Bodoni und kursiv
Fette Antiqua
Fette Gotisch

AUS EINEM SCHWARM DREIER DOHLEN, DIE GEgen mich herabflatterten, greiſe ich eine heraus, welche mit offenem Schnabel mir zuziſcht. Ich empfinde unter den Fingern die Wärme ihres ſchwalbenblauen Geſieders, ſpüre ihr Herz: ſie iſt warm und ſchön. Mit langem Schnabel liegt ſie ſtill im umfaſſenden Griff meiner Rechten, klug blickend. Sie ſollte, ſie wollte mir etwas ſagen; auch wußte ich, daß es ein prophetiſcher Vogel ſei und eine unwiederbringliche Gelegenheit, etwas mir ſehr Wichtiges zu erfahren; ſo rede ich ihm ſchmeichelnd zu, wünſche ihm ſein Geheimnis, ſeine Weisſagung abzulocken. Da ſind auf einmal die Rundungen des ſanften Geſieders die von Mädchenwangen, und ein Mädchengeſicht blickt mich an, wie eine der ſchönwangigen Jungfrauen mittelalterlicher Plaſtiken, und zu dem Lächeln, das ſich lieblich darauf entfaltet, ſagt es zögernd, ſchon ſich entziehend:
»Ich weiß nicht …«

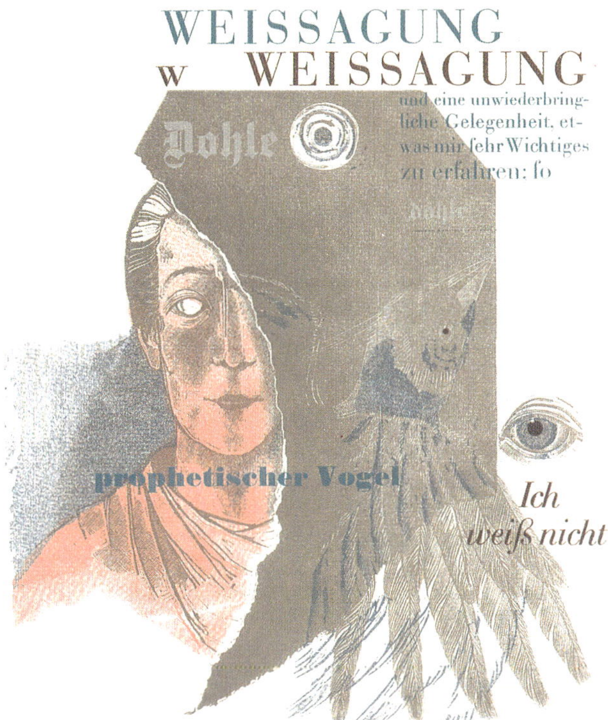

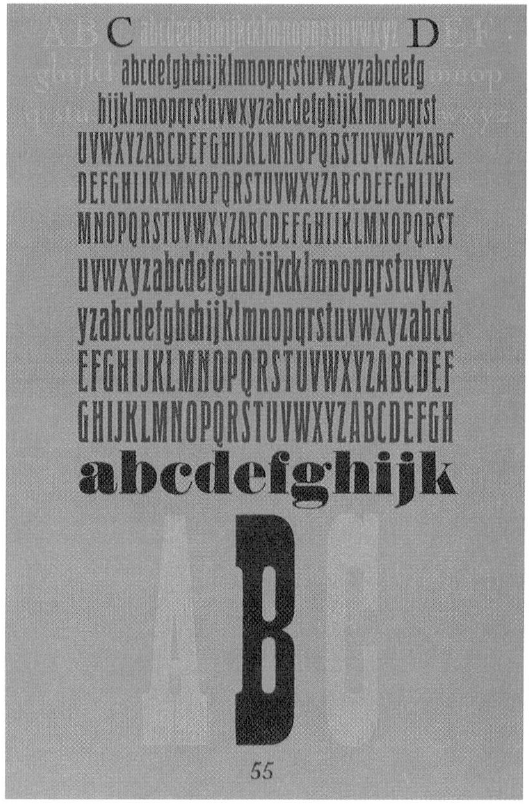

Eugène Ionesco 1912

Schriften: *Herold schmal*
Nicolas Cochin
Fette Antiqua
French Antique

ICH STEHE OBEN AUF EINEM HÜGEL. IM HINTERGRUND EIN WALD ODER EIN DICHTES Gestrüpp. Viel Gras, aber grau wie der Wald, wie der Himmel. Immerhin gibt es eine Vegetation, das Gras ist kräftig und anscheinend feucht. Auf dem Gipfel des Hügels oder des Berges ist ein kleiner Bahnhof. Ein Zug mit offenen Waggons kommt, ich steige ein. Keine Reisenden außer mir. Ich strecke mich in einem der offenen Waggons aus, und der Zug setzt sich langsam in Bewegung. Wir fahren den Abhang hinunter. Ich sehe, wie die vor Nässe glänzenden Gleise unten in einen sehr dunklen Tunnel münden. Ich habe Angst. Es geht weiter. Wir sind unten, ganz nahe am Eingang des Tunnels angelangt, die Lokomotive fährt ein, die Waggons folgen, auch meiner, immer ohne Dach, in den dunklen Gang. Meine Angst wächst langsam. Doch sobald ich im Innern des Tunnels bin, vergeht sie. Finsternis um mich herum. Keine Öffnung, nicht rechts, nicht links, nicht über mir: eine dunkle halbrunde Decke. Merkwürdig, daß meine Angst vollkommen vergangen ist. Nicht nur, daß ich keine Angst habe, ich fühle mich im Gegenteil sehr wohl. Der Zug rollt langsam dahin, und ich fühle mich in dieser Dunkelheit entspannt, glücklich, geborgen, ganz und gar in Sicherheit. Wir fahren aus dem Tunnel hinaus in ein graues Licht. Ein Häuschen, das aussieht wie ein sonderbarer Bahnhof, düstere Vegetation. Erwachen.

56

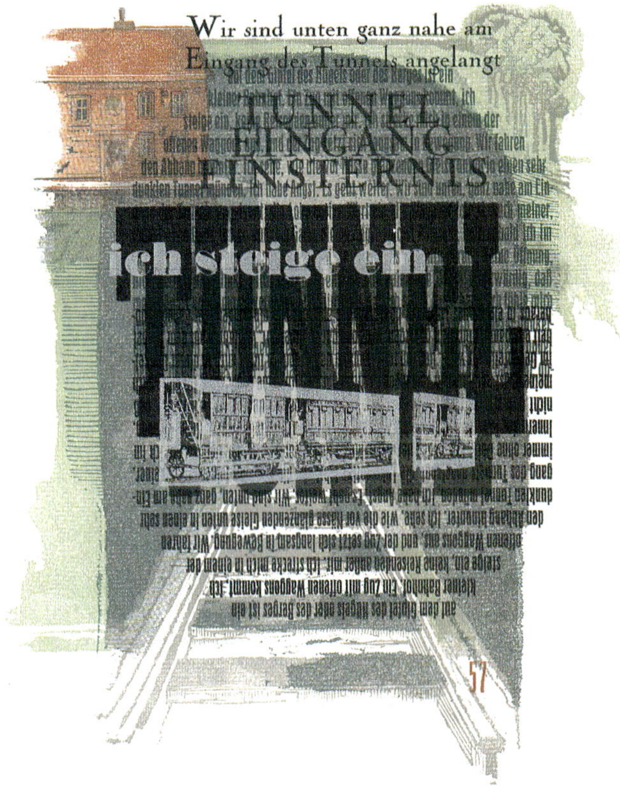

SCHRIFTENVERZEICHNIS

IM FOLGENDEN VERZEICHNIS FINDEN SICH DIE NAMEN ALLER SCHRIFTEN, DIE IN DIESEM PRESSENDRUCK VERWENDET WORDEN SIND. IN DER REIHENFOLGE STEHT JEWEILS DIE SCHRIFT AN ERSTER STELLE, AUS DER DER TEXT DES TRAUMES, DER NAME DES TRÄUMERS MIT SEINEN LEBENSDATEN UND DIE BEIDEN GROSSEN INITIALEN - DEM ALPHABET FOLGEND - AUF DEN ZWISCHENTITELN GEDRUCKT WURDEN. ALLE SCHRIFTEN SIND IN DER SETZEREI DER RAAMIN-PRESSE VORHANDEN.

PHARAO
VENDOME ALTE SCHWABACHER WALLAU

NEBUKADNEZAR
ROMULUS CHARLESTON FESTIVAL-TEXT

CHRISTIAN ROSENKREUTZ
ALTE SCHWABACHER PROMOTOR
ZIERVERSALIEN

PHILLIP OTTO RUNGE
BREITKOPF-FRAKTUR GARAMOND-ANTIQUA
KOCH-ANTIQUA LUTETIA ZIERVERSALIEN

BETTINA VON ARNIM
LUTETIA LEIBNIZ-FRAKTUR
GARAMOND-ANTIQUA KURSIV

JUSTINUS KERNER
OUD HOLLANDS FETTE ANTIQUA/KURSIV
ROMANA LICHT NOBLESSE LICHT

KASPAR HAUSER
FUTURA MAGER OPEN KAPITALEN
EGYPTIENNE SCHMALHALBFETT
WALBAUM-ANTIQUA FETTE ANTIQUA

CARL GUSTAV JUNG
CANCELLERESCA BASTARDA FONTANESI
DOMINO

HEINRICH WOLFGANG SEIDEL
NICOLAS COCHIN/KURSIV VENDOME

FRANZ KAFKA
MADISON SCHMALMAGER LEIBNIZ-FRAKTUR
BLOCK SCHMAL KÖNIGSTYPE

GEORG HEYM
WALBAUM-ANTIQUA NOBLESSE
FRENCH ANTIQUE

EMIL BARTH
BODONI/KURSIV FETTE ANTIQUA
FETTE GOTISCH

EUGÈNE IONESCO
HEROLD SCHMAL NICOLAS COCHIN
FETTE ANTIQUA FRENCH ANTIQUE

TITEL
NICOLAS COCHIN/KURSIV LEIBNIZ-FRAKTUR

SCHRIFTENVERZEICHNIS UND IMPRESSUM
BASKERVILLE-ANTIQUA

Schriftenverzeichnis und Impressum

Schrift: Baskerville-Antiqua

15. Druck der Raamin-Presse, Hamburg
TRAUMALPHABET

Die Texte wurden entnommen:
Pharao und Nebukadnezar der Luther-Bibel,
Rosenkreutz aus »Die chymische Hochzeit des Christian Rosenkreutz, Anno 1459. Aufgezeichnet durch J.V. Andreae«
Philosophisch-Anthroposophischer Verlag, Dornach,
Runge, v. Arnim, Kerner, Jung, Seidel, Kafka, Heym und Barth aus
»Dichter erzählen ihre Träume« Verlag Urachhaus, Stuttgart,
Hauser aus J. Mayer, P. Tradowsky »Kaspar Hauser,
das Kind von Europa« Verlag Urachhaus, Stuttgart,
Ionesco aus Eugène Ionesco »Tagebuch«
© C. Bertelsmann Verlag GmbH, München.
Sämtliche Abdrucke erfolgen mit freundlicher Genehmigung
der genannten Verlage.
Auswahl der Träume, Gestaltung, Handsatz und Druck der
Texte und Schriftbilder, sowie der Bilder von den Originalplatten
(Holz, Kunstharz und Linoleum) Roswitha Quadflieg.
Die blauen Flächen druckte die Hans Christians Druckerei,
die Vorsatzpapiere die Druckerei Klaus Meinberg,
beide in Hamburg.
Papier Hahnemühle Bütten-Programmpapier geräuschlos.
Den Einband in für diese Ausgabe gefärbtes Kalbleder
besorgte Christian Zwang in Hamburg.
Auflage 195 numerierte und signierte Exemplare,
dazu fünf römisch numerierte Exemplare.
Den Nummern 1-40 liegt das Bild zu dem Traum des Pharao,
numeriert und signiert, lose bei.
Dieses Exemplar trägt die Nummer

Originalgröße des Traumalphabets 31,5 × 22,5 cm.
Die Reproduktion der weiß gedruckten Schriften auf blauem Grund erwies sich als außerordentlich schwierig, da sie im Original mit wenig Farbe gedruckt wurden, um das Verquetschen der Farbe an den Rändern zu vermeiden. Um sie hier abzubilden, wurde reproduktionstechnisch das Bestmögliche geleistet.
Die feinen Unterschiede in der Intensität der blauen Flächen ergeben sich aus leichten Schwankungen in den Vorlagen.

Verzeichnis der Drucke der Raamin-Presse

a Autor
b Titel
c Jahr
d Schrift
e Illustrationen
f Maße (Höhe × Breite)
g Seiten
h Auflage

1 *a* Raoul Tranchirer
b Frau Grau
c 1973
d Garamond-Antiqua
e 4 Holzstiche
f 33,2 × 23,8
g 16
h 170

2 *a* Theodor Storm
b Bulemanns Haus
c 1973
d Leichte Markgraf
e 9 Radierungen
f 34,7 × 22,4
g 26
h 15

3 *a* August Strindberg
b Was der Tabakschuppen verbarg
c 1973
d Garamond-Antiqua
e 6 Radierungen
f 34,7 × 24,4
g 26
h 23

4 *a* Johannes Bobrowski
b Mäusefest
c 1974
d Akzidenz-Grotesk mager
e 9 Holzstiche
f 28,8 × 18,5
g 20
h 170

5 *a* Gustav Janouch
b Heckmeck
c 1974
d Promotor
e 17 Radierungen, kombiniert mit Linolschnitten
f 24,4 × 24,4
g 24
h 110

6 *a* Christian Hofmann von Hofmannswaldau
b Ausgewählte Gedichte
c 1975
d Breitkopf-Fraktur
e 21 Radierungen
f 26,4 × 19,8
g 46
h 60

7 *a* Samuel Beckett
b Der Ausgestoßene
c 1976
d Madison-Antiqua schmalmager
e 11 Holzstiche
f 29,5×22,3
g 38
h 170

8 *a* Dylan Thomas
b Die Nachgänger/The Followers
c 1977
d Madison-Antiqua
e 29 Radierungen
f 37,6×23
g 24
h 80 (Deutsche Ausgabe),
40 (Englische Ausgabe)

9 *a* Friedrich Hölderlin
b Patmos
c 1978
d Garamond-Antiqua
e 5 Linolschnitte
f 31,7×19
g 34
h 100

10 *a* Novalis
b Fabeln/Fables
c 1979
d Bodoni
e 8 Holzstiche
f 21,9×14,7
g 26
h 150 (Deutsche Ausgabe),
30 (Englische Ausgabe)

11 *a* Georg Trakl
b Gesang des Abgeschiedenen
Traum und Umnachtung
(aus ›Sebastian im Traum‹)
c 1980
d Nicolas Cochin
e 14 Kunstharzstiche
f 28,5×18,9
g 52
h 120

12 *a* Adelbert von Chamisso
b Salas y Gomez
c 1981
d Walbaum-Antiqua
e 7 Radierungen
f 29,5×20
g 28
h 180

13 *a* Philipp Otto Runge
b Van den Machandelboom,
Vom Machandelbaum, The Juniper
c 1982
d Oud Hollands, Vendôme,
Hammer-Unzial, Romanée kursiv
e 14 Holzstiche
f 39,4×27,4

g 48
h 180

14 *a* Johann Wolfgang von Goethe
b Der Zauberflöte zweiter Teil
c 1983
d Romulus,
Cancelleresca Bastarda
e 10 Kunstharzdrucke, kombiniert
mit Radierungen
f 30×19
g 52
h 150

15 *a* Dreizehn verschiedene Autoren
b Traumalphabet
c 1985/86
d ca. 40 verschiedene Schriften
e 13 Holzstiche, kombiniert
mit Kunstharz und Linoleum
f 31,5×22,5
g 64
h 195

16 *a* August Strindberg
b Gespenstersouper
c 1987
d Lutetia, Futura mager
e 4 Radierungen
f 32,5×22,5
g 50
h 180

17 *a* Jean-Henri Fabre
b Der Abend des Nachtpfauenauges
c 1988
d Romanée
e 8 Kunstharzstiche, kombiniert
mit Linoleum
f 28,5×19
g 50
h 180

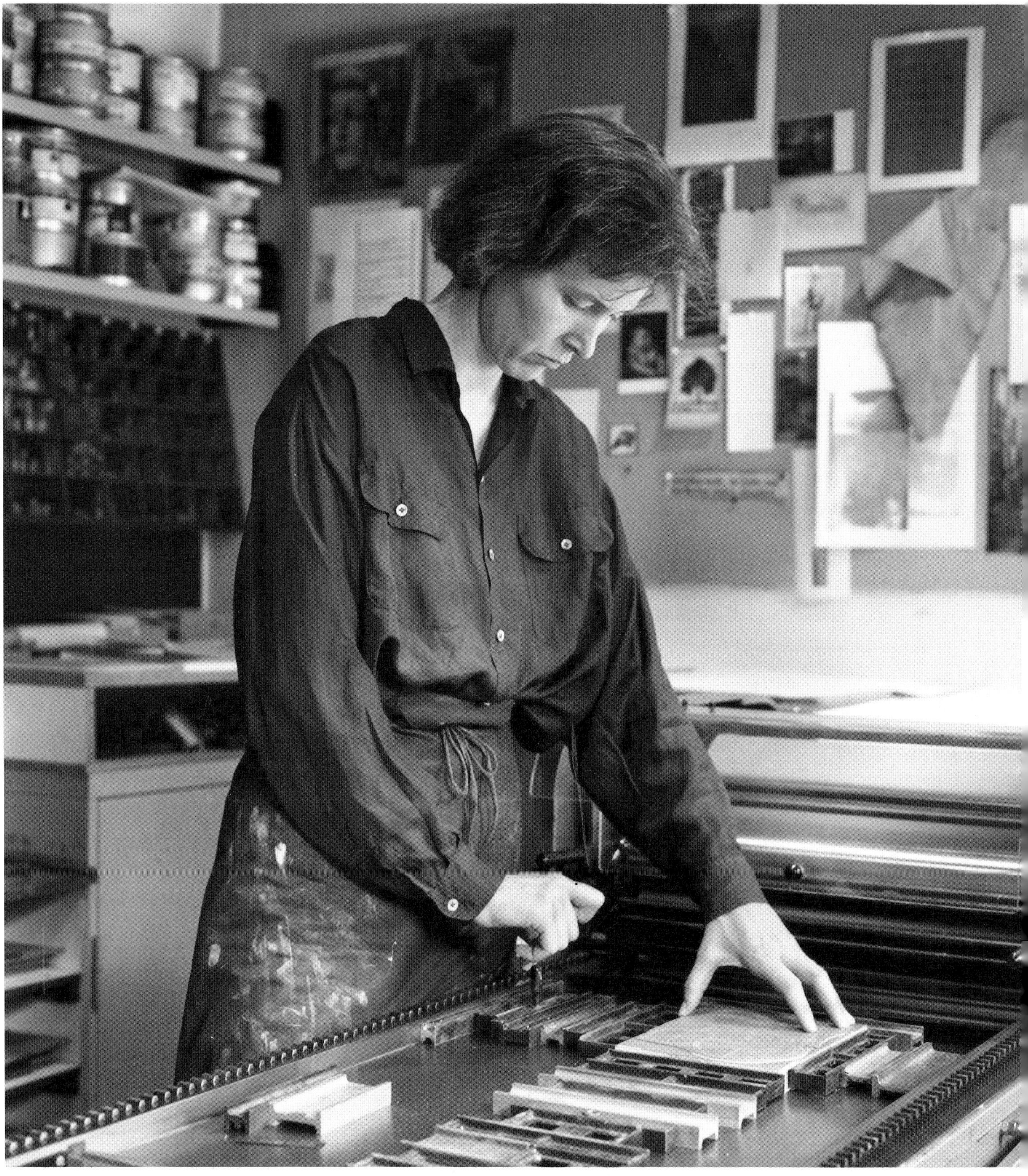

Biographische Notiz

Roswitha Quadflieg

1949	November, in Zürich geboren, aufgewachsen in Hamburg.
1969–1973	Studium an der Fachhochschule für Gestaltung, Hamburg. Malerei, Graphik und Illustration. Dipl. Designer.
1973–1974	Studium an der Hochschule für bildende Künste, Hamburg. Typographie bei Richard von Sichowsky.
1973	Herbst, Gründung der Raamin-Presse. Bisher siebzehn Drucke.

Lebt und arbeitet seit 1973 in Schenefeld/Hamburg.
Seit 1970 Reisen nach: Irland, Schottland, Spanien,
Portugal, Italien, Griechenland, Türkei, Zypern,
Malta und auf die Seychellen.

Einzelausstellungen:

1978	Wolfenbüttel, Herzog August Bibliothek.
1978	Hamburg, Staats- und Universitätsbibliothek.
1978	Hameln, Kunstkreis.
1979	München, Antiquariat Ackermann.
1984	Den Haag, Rijksmuseum Meermanno-Westreenianum.
1984	Hamburg, Museum für Kunst und Gewerbe.
1988	Mainz, Gutenberg-Museum.

Arbeiten befinden sich
in öffentlichen und privaten Sammlungen
in der BRD, DDR, in Holland, England,
der Schweiz und in den USA.

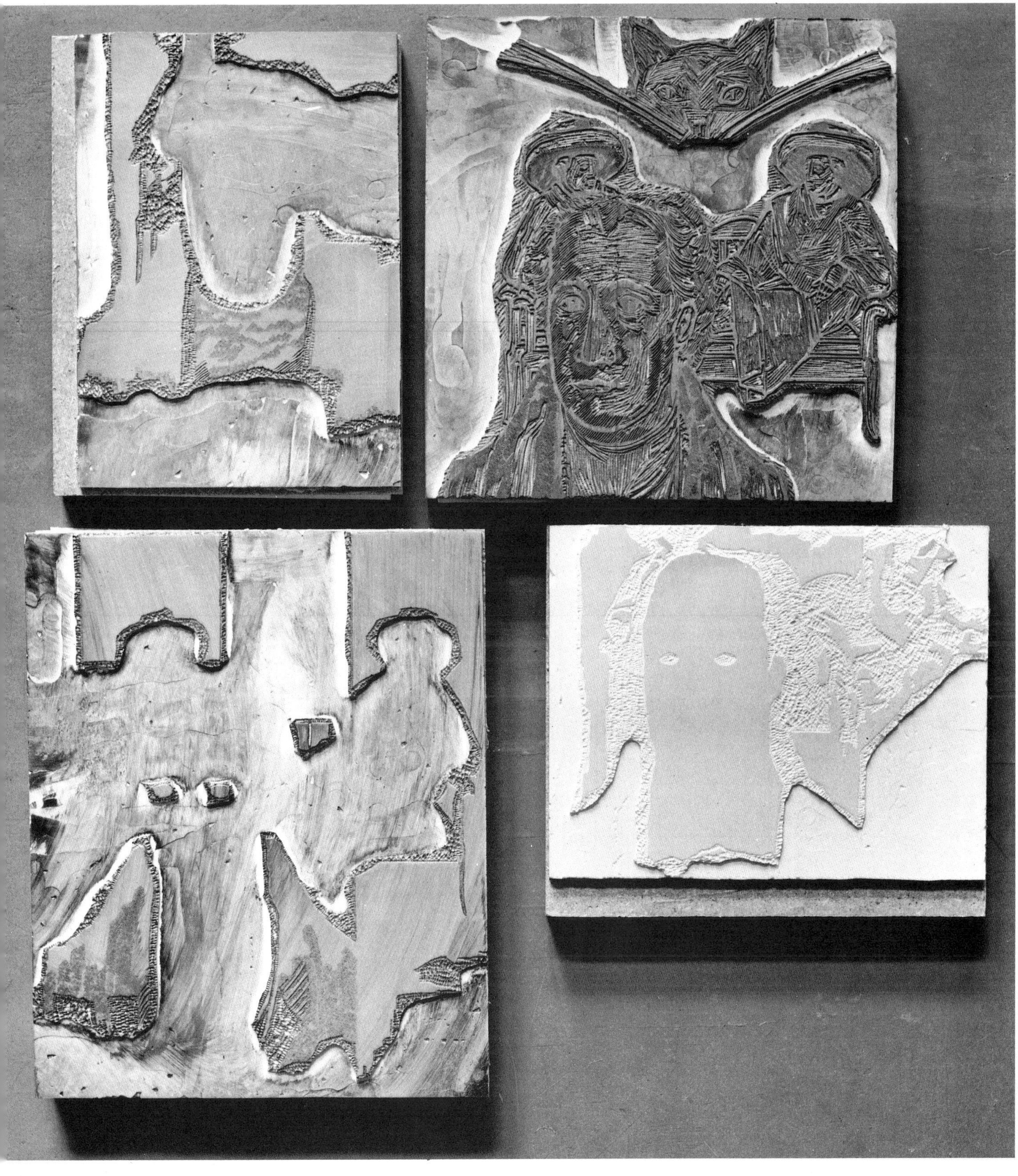

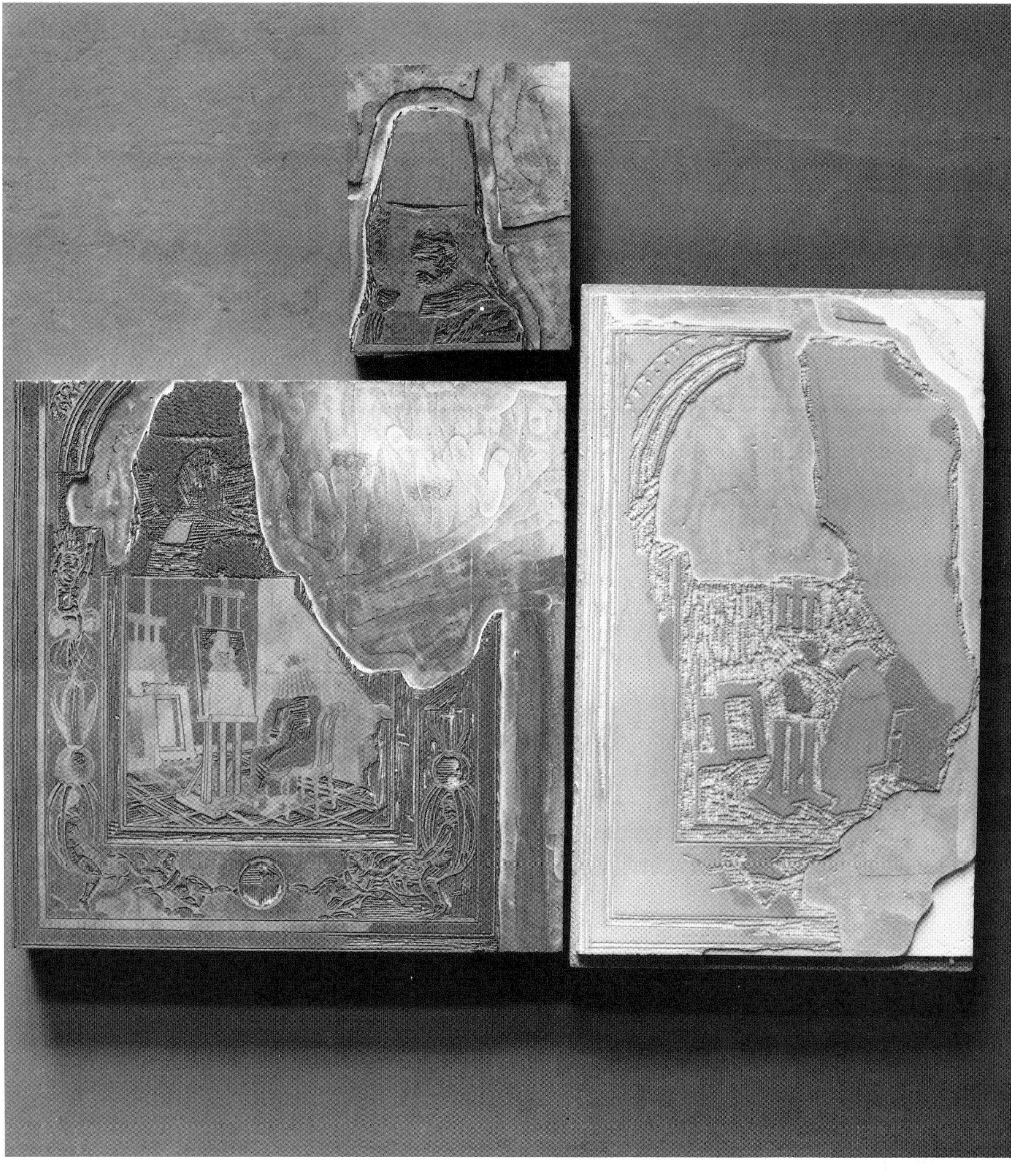

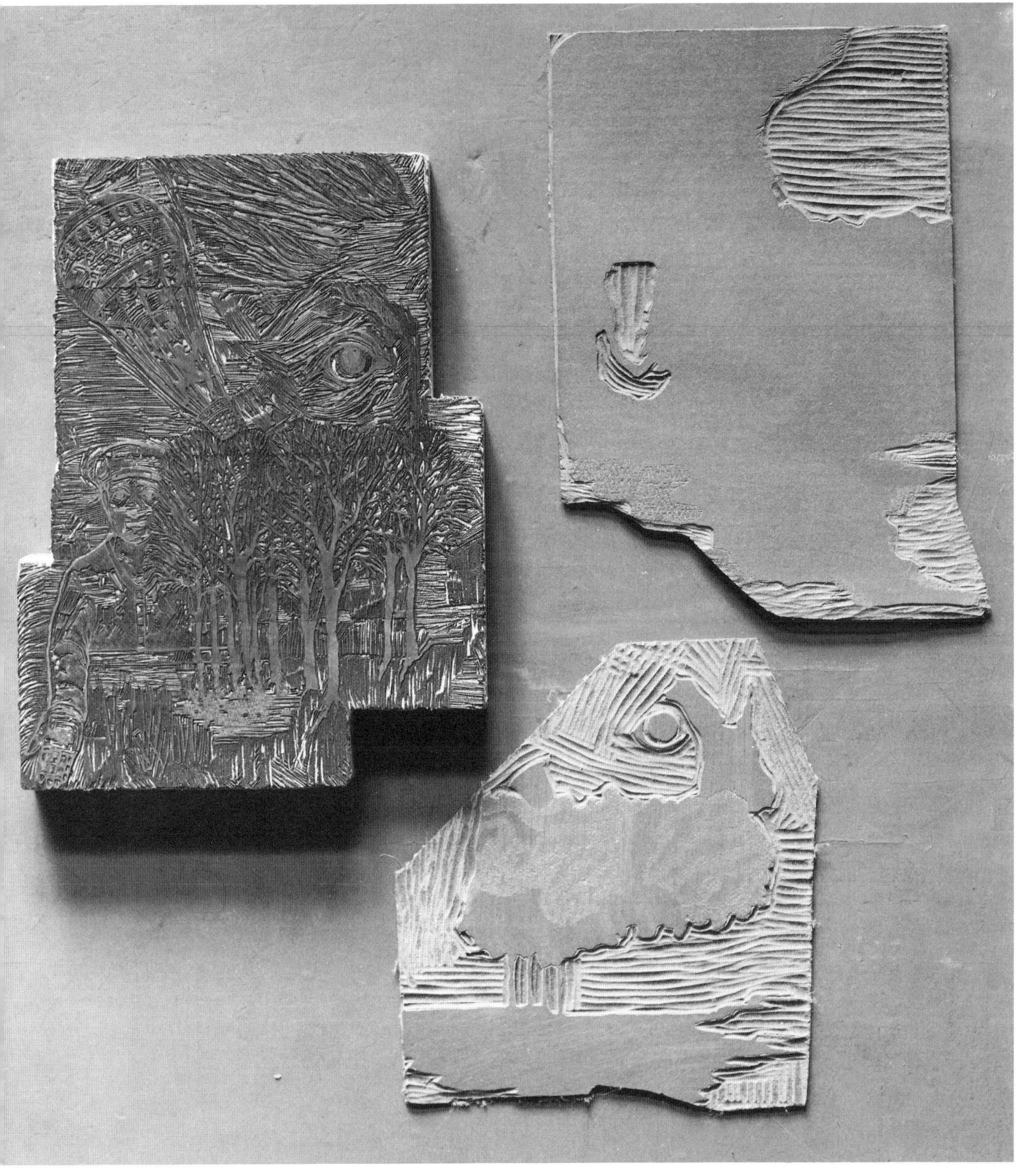

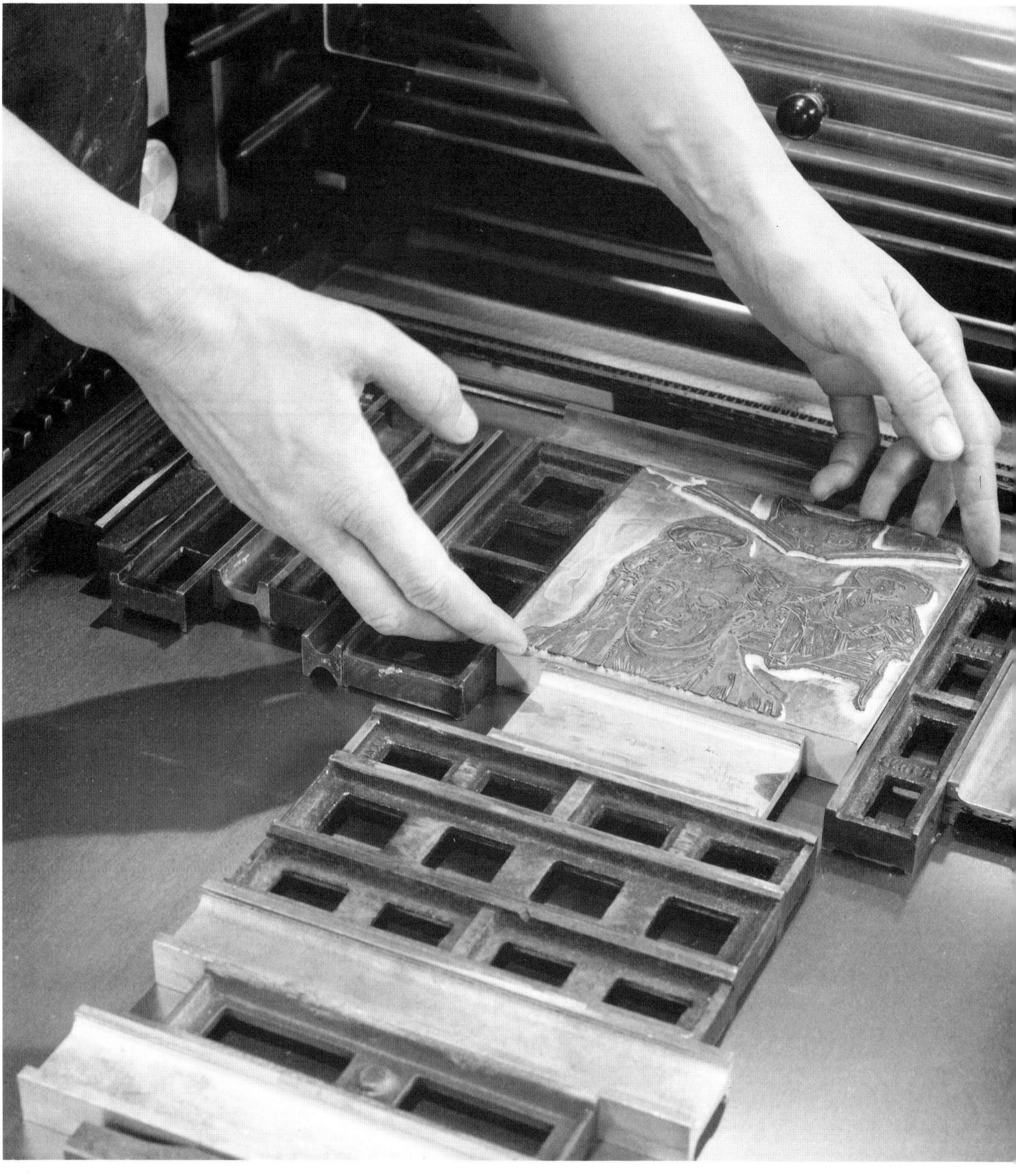

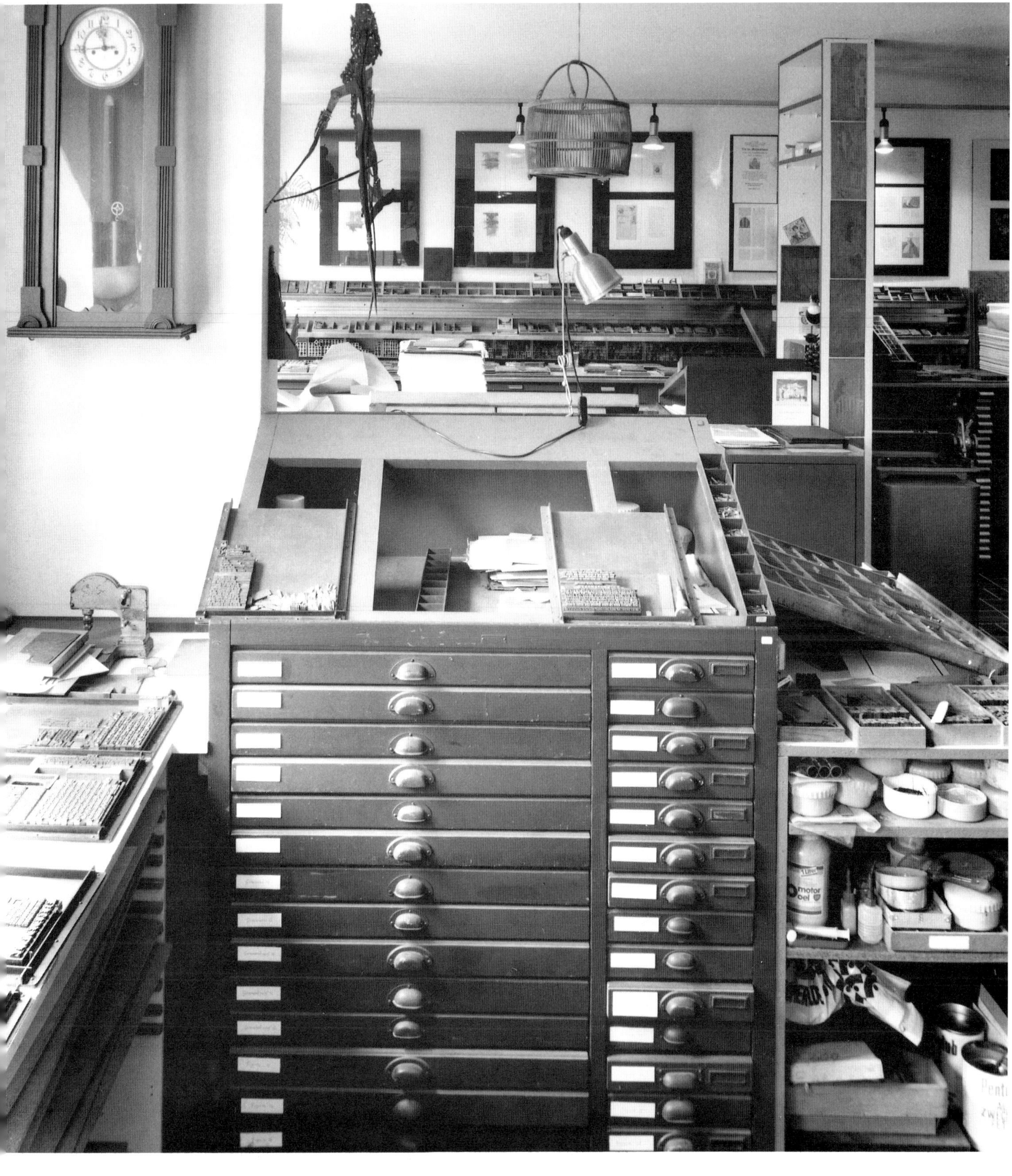

Gestaltung: Roswitha Quadflieg
Lithos: Photolitho AG, Gossau
Satz: Uhl+Massopust GmbH, Aalen
Druck: Fotorotar AG, Egg/ZH
Bindung: Buchbinderei Burckhart, Mönchaltorf
Printed in Switzerland
ISBN 3-7160-2079-6

T	R	A	U	M	T	E	B	A	H
A	L	P	H	A	P	L	A	M	U
B	E	T	R	A	A	R	T	E	B
U	M	A	L	P	A	H	P	L	A
H	A	B	E	T	M	U	A	R	T
T	E	B	A	H	T	R	A	U	M
P	L	A	M	U	A	L	P	H	A
A	R	T	E	B	B	E	T	R	A
A	H	P	L	A	U	M	A	L	P
M	U	A	R	T	H	A	B	E	T